Axel Meyer

Vollwertkost

bei Neurodermitis

TAOASIS

Umschlagfotos:
Vorderseite: Hirse-Tofu-Bratlinge mit Linsenkeimen, Rezept Seite 62.
Rückseite: Rote Rüben in Cashewnuß-Sauce, Rezept Seite 68.

Eine TAOASIS -Produktion
TAOASIS VERLAG D-3258 Aerzen

Fotos: Ulla Mayer-Raichle, D-8960 Kempten
Gesamtherstellung: Werbedruck Köhler + Foltmer, D-2900 Oldenburg

Printed in West-Germany

ISBN 3-926014-11-3

Gewidmet allen kranken Menschen,
die eingesehen haben,
daß eine Heilung nur möglich ist
durch Überwindung alter Gewohnheiten,
durch eine radikale Ernährungsumstellung
und
durch eine Besinnung auf das Ursprüngliche,
das uns allen Lebenskraft verleiht.

Dank an Ulla Mayer-Raichle,
für die einmaligen Fotos.

Inhalt

Hauptspeisen aus dem ganzen Korn

Gedünstete und gebackene Gemüsebeilagen

DM 1,– pro verkauftes Buch werden auf das Spendenkonto
TAOASIS VERLAG, Birgit Meyer Nr. 11830301 (BLZ 254 912 73),
Volksbank Aerzen, überwiesen.

Vorwort

Neurodermitis ist eine schwerwiegende Krankheit, wenig erforscht und noch weniger mit den herkömmlichen Methoden beherrschbar. Sie manifestiert sich im Bereich der Haut, wie zum Beispiel Ellenbeugen, Kniekehlen, Leistenbeugen. Jedoch sind die Hauterscheinungen nur als Symptom zu verstehen. Deshalb darf es als ein Kunstfehler angesehen werden, Neurodermitis nur symptomatisch zum Beispiel mit Cortisonsalben, zu behandeln. Cortisonsalben führen gerade bei Neurodermitis zur Verzögerung der Ausheilung und Verschiebung des Symptoms. Oft bekommen Neurodermitiskinder dann Asthma bronchiale.
Es kann davon ausgegangen werden, daß Neurodermitis eine anlagebedingte Hauterkrankung mit gravierender Stoffwechselstörung ist. Deshalb sollte die Therapie auf drei Säulen aufbauen:

- Die erste Säule umfaßt eine radikale Ernährungsumstellung auf eine reizstoffarme, tierisch eiweißfreie Vollwertkost.
- Die zweite Säule beinhaltet eine Behandlung mit homöopathischen Medikamenten und Salben.
- Die dritte Säule stellt die psychotherapeutische Betreuung von Eltern und Kind dar.

Dem Autor ist zu danken, daß er so klar und konsequent eine reizstoffarme, tierisch eiweißfreie Vollwertkost für Neurodermitiker entwickelt und zusammengestellt hat. Seine bewußt einfach gestalteten leckeren Rezepte sind auch für Anfänger leicht zuzubereiten. Die Speisen sind aufgrund des begrenzten Zutatenspektrums nicht nur gesund und heilungsfördernd, sondern schmecken auch hervorragend. Es ist keine Krankenkost, sondern eine schmackhafte, gezielte Diät, mit der bereits eine wesentliche Beeinflussung der Krankheit möglich ist.

Eine multiple Kausalität führt zur Neurodermitis. Sie hat – wie schon gesagt – niemals nur eine Ursache. Anamnestisch tritt die echte Neurodermitis primär mit Milchschorf nach einer sogenannten Ernährungsstörung bei Säuglingen auf. Viele chronische Erkrankungen, und dazu gehört auch die Neurodermitis, entstehen durch falsche und »mangelhafte« Ernährung. Oft sind Allergene, die in den Nahrungsmitteln enthalten sind, der Auslöser. Doch sollte von ärztlicher Seite auch unsere zweite Haut, die Kleidung, sowie die Bettwäsche berücksichtigt und für diese nur Naturstoffe wie Baumwolle und Leinen empfohlen werden.

Da die Schadstoffbelastung mittlerweile zu einem globalen Problem geworden ist und sich regional nur an Intensität und Zusammensetzung unterscheidet, ist es umso gravierender, die unmittelbare Umgebung des Neurodermitikers so schadstofffrei wie möglich zu gestalten. Dies bedeutet, daß auch der Wohnung sowie deren Einrichtung eine erhöhte Aufmerksamkeit entgegengebracht werden muß. Der Wohnraum sollte nicht zusätzlich durch Asbest, Ausdünstungen von Kleber aus Spanplatten, von Lacken aus Anstrichen oder Synthetik-Teppichboden das Raumklima belasten und somit die Bandbreite der möglichen Allergene noch erweitern.

Weiterhin sollte neben der reizstoffarmen, tierisch eiweißfreien Vollwertkost eine homöopathische Therapie unbedingt eingeleitet werden. Symbioselenkung, Homöopathie und Eigenbluttherapie bieten ein weites Spektrum der ärztlichen Behandlung.

Der Autor hat sich hier einem Kapitel der Neurodermitisbehandlung gewidmet, das oft von der Schulmedizin, aber auch von den naturheilkundlichen Ärzten, vernachlässigt wird: eine vitalstoffreiche Vollwertkost, die zugleich reizstoffarm ist, wodurch das Spektrum möglicher Allergene bereits auf ein Minimum reduziert werden kann. Dieses Buch ist als ein Wegweiser für alle Betroffenen zu sehen, die Neurodermitis ursächlich behandeln wollen und eingesehen haben, daß dies ohne eine grundlegende Umstellung der Ernährung von Normalkost auf Vollwertkost nicht zu realisieren ist. Je konsequenter diese Diät eingehalten wird, umso wirksamer kann sie den Heilungsprozeß beeinflussen. Es sollten deshalb nach Möglichkeit nur Nahrungsmittel aus biologischem Anbau verwendet werden. Diese sind im einzelnen:
die verschiedenen Getreidesorten wie Weizen, Gerste, Hafer, Vollreis, Hirse, Buchweizen, Mais und Grünkern, entweder ganz oder vermahlen zubereitet,
die verschiedenen Gemüse, überwiegend heimische Sorten wie Möhren, Rote Rüben, Kohlrabi, Porree, Zwiebeln, Knoblauch, Rot- und Weißkohl sowie verschiedene Salate,
bei Obst, ebenfalls heimische Sorten wie Äpfel, Birnen, Mira bellen, Pflaumen,
unraffinierte Sojaprodukte wie Tofu, Miso, Tamari und Sojamilch,
unraffinierte, kaltgepreßte Öle und Fette wie Sonnenblumen-, Distel-, Oliven- und Sesamöl,
zum Süßen naturbelassener, unbehandelter Honig, ungezuckerte Dicksäfte, Trockenfrüchte und verschiedene Kerne wie Sonnenblumen-, Kürbis-, Leinsamen-, Sesam- und Mandelkerne.
Eine aus diesen Zutaten zusammengestellte Diät mit einem Rohkostanteil von mindestens 30% hat bisher die besten

Behandlungserfolge gezeigt. Denaturierte Nahrungsmittel, die industriell verändert wurden, sowie Nahrungsmittel, die mögliche Allergene enthalten, sollten bei der Neurodermitis-Diät gemieden werden. Erfreulicherweise sind sie in diesem Buch auch nicht enthalten:

alle isolierten Kohlehydrate wie Zucker, Auszugsmehle sowie alle Produkte daraus, alle raffinierten, erhitzten Öle und Fette;

Konserven oder Produkte, die Farbstoffe enthalten;

Haselnüsse, rote Säfte oder Beeren, Paprika, Essig;

alle Südfrüchte außer Bananen, Kiwis, getrockneten Datteln und Feigen;

alle scharfen Gewürze wie Pfeffer, Chili, Curry;

tierische Produkte!

Die reizstoffarme, tierisch eiweißfreie Vollwertkost, so konsequent, wie sie in diesem Buch angeboten wird, sollte in jedem Fall neben den anderen naturheilkundlichen Behandlungsmethoden mit in die Therapie einbezogen werden. Das Buch eignet sich jedoch nicht nur ausgezeichnet für eine Neurodermitis-Diät, sondern ebenso bei vielen anderen Zivilisationskrankheiten.

Falldarstellung 1

15jähriges Mädchen, seit einem Jahr Neurodermitis, therapiert mit herkömmlichen schulmedizinischen Cortison-Salben, ohne Erfolg. Das Gesicht ist rot, schuppig, verquollen, Armbeuge und Kniekehlen aufgekratzt. Patientin wirkt traurig, der Juckreiz läßt sie die ganze Nacht nicht schlafen.

Nach eingehender körperlicher Untersuchung wird die junge Dame auf reizstoffarme, tierisch eiweißfreie Neurodermitis-Diät umgestellt. Eigenblut und die ausführliche homöopathische Anamnese ergibt das Konstitutionsmittel Sulfur D 12, dreimal 5 Tropfen. Weiterhin Symbioselenkung und Medikamente, um über die Niere, Leber und Lymphe abzuleiten. Dem Eigenblut wird gegen den Juckreiz Formikain beigemischt. Verschiedene homöopathische Salben bewirken eine Linderung.

Nach einem Jahr konsequenter Diät und homöopathischer Therapie ist die Patientin vollkommen beschwerdefrei, jetzt schon das vierte Jahr.

Falldarstellung 2

Kleinkind, männlich, drei Jahre alt, seit Geburt Neurodermitis atopica. Der ganze Körper ist übersät mit Kratzspuren, Rötungen, Pusteln, Gesicht und Hals bedeckt mit Schorf, blutende Stellen sind überall zu sehen.

Wiederum konsequente reizstoffarme, tierisch eiweißfreie Vollwertkost, Symbioselenkung, potenziertes Eigenblut, verschiedene homöopathische Medikamente wie Hepar Sulfuris D 12, einmal im Monat Lycopodium D 30 injiziert.

Der kleine Patient kann keine Nacht durchschlafen, beide Eltern sind nervlich völlig überlastet. Die Situation spitzt sich immer mehr zu, so daß eine Psychotherapie mit indiziert ist.

Nach zweimonatiger konsequenter Ernährungsumstellung und homöopathischer Therapie legt sich der Juckreiz, Patient kann besser schlafen, Haut ist nicht mehr geschwollen und gerötet, nur noch in Ellenbeugen, Kniekehlen und Hals die üblichen Neurodermitiserscheinungen. Nach 1½ Jahren vollkommene Beschwerdefreiheit.

Diese beiden Falldarstellungen sind nur ein kleiner Auszug aus einer Vielzahl von Neurodermitis-Patienten, die wir mit reizstoffarmer, tierisch eiweißfreier Neurodermitis-Diät nach Axel Meyer behandelt haben.

Dr. Peter Wolf
Naturheilverfahren · Psychotherapie
Hannover

Einblick

Die Erde ist ein sensibler, multidimensional funktionierender Organismus, in dem der Mensch die Rolle einer Zelle spielt. Doch wie jede Zelle stellt auch der Mensch eine in sich geschlossene Einheit dar, in der sich das gesamte Universum auf ähnliche Weise widerspiegelt, wie die einzelnen Organe in den Reflexpunkten unserer Füße und Ohren. Die Zellen stehen in den Diensten der Organe, und diese ermöglichen durch reibungsloses Funktionieren dem Menschen, der Zelle und Organismus zugleich ist, auf der Erde seine Aufgabe zu erfüllen.

Die sichtbare und unsichtbare Welt sind auf geheimnisvolle Weise miteinander verbunden und bilden eine untrennbare Einheit. Es ist unmöglich, auch nur das Geringste zu verändern, ohne daß etwas anderes davon unberührt bleibt.

Um eine Krankheit wirklich heilen zu wollen, ist es deshalb unumgänglich, diese aus ganzheitlicher Sicht zu betrachten und verstehen zu lernen. Grundsätzlich ist Krankheit nichts Negatives, auch wenn sie in der auftretenden Zeit meist unangenehm, schmerzhaft oder unerträglich ist.

Doch indem wir sie ablehnen, uns gegen sie streuben und nicht bereit sind, sie in einem größeren Zusammenhang als Spiegel unserer Lebensweise zu verstehen, verstärken wir unwillkürlich ihre Intensität und die Schmerzen werden zur Qual.

Gesundheit und Krankheit sind nur scheinbar Gegensätze, die sich ausschließen. In Wirklichkeit sind sie Polaritäten wie Freude und Leid oder Licht und Schatten, die auseinander hervorgehen, zueinander in Beziehung stehen. Gesundheit und Krankheit sind – wie der positive und negative Pol eines elektrischen Stroms – nur zwei verschiedene Aspekte ein und desselben Systems. Durch das Nichtvorhandensein des einen oder anderen könnte der »Lebensstrom« nicht mehr fließen. Betrachten wir Krankheit aus einer derartigen ganzheitlichen Sichtweise, eröffnen wir uns dadurch eine völlig neue Dimension der Erfahrung und Heilung.

Neurodermitis ist eine Krankheit, die sich in der Haut, dem größten Organ des Menschen, »äußert«. Die Haut ist ein sensibles Organ, das vielfältige Funktionen auf ähnliche Weise ausübt, wie die Biosphäre der Erde. Mit der Haut berühren wir unsere Umgebung, nehmen Kontakt zu ihr auf, grenzen uns durch sie aber auch ab. Sie ist unsere materielle, sichtbare Grenze, auch wenn wir manchmal am liebsten »aus der Haut fahren« möchten.

Die Haut der Erde ist die Biosphäre, die für uns sichtbare Natur, die wir mit fortschreitender Zivilisation unseren ständig wachsenden Bedürfnissen angepaßt haben. Dieses brutale Eingreifen in einen sensiblen Organismus ist durchaus mit dem Kratzen in einer offenen Wunde vergleichbar. Der Mensch reizt die ohnehin schon »angekratzte« Natur und provoziert diese zu Reaktionen, die auch noch Empörung und verständnisloses Kopfschütteln hervorrufen.

Mit natürlichen Überreaktionen wie Dürrekatastrophen, Überschwemmungen, Treibhausklima oder Kältestürzen versucht die kranke Natur sich ihres Erregers »Mensch« zu entledigen und somit ein organisches Gleichgewicht wiederherzustellen.

Der Mensch versucht hingegen, sich den selbst erschwerten Lebensbedingungen mit immer neuen Medikamenten, Präparaten und Impfstoffen auf schulmedizinische Weise anzupassen bzw. zu schützen. Doch ein Organismus, der möglichst gegen alle eventuellen Risiken mit einem Impfstoff geschützt werden soll, wird zunehmend weniger in der Lage

sein, selbst Abwehrkräfte gegen mögliche Erreger zu produzieren.
Hatte ein Mensch früher eine Wunde, wurde diese meist mit einem altbewährten, pflanzlichen Mittel behandelt und den damaligen Verhältnissen entsprechend mehr oder weniger provisorisch verbunden. Es war nicht immer zu vermeiden, daß Schmutz in die Wunde gelang, wodurch der Betreffende auch nicht sogleich gestorben ist, der Organismus aber angeregt wurde, körpereigene Abwehrkräfte zu mobilisieren.
Im Gegensatz zu damals möchte heute natürlich kaum noch jemand ein derartiges an Verantwortungslosigkeit grenzendes Risiko eingehen (verschmutzte Wunden können bekanntlich zu Wundstarrkrampf führen). Für solche Fälle wie kleinere Schnitt-, Schürf- oder Platzwunden steht sofort das Antibiotikum in der praktischen Spraydose bereit. Doch wie der Name (Antibio = gegen das Leben) bereits verrät, handelt es sich hierbei nicht um eine Neuauflage von Omas altbewährten Heilkräutern, sondern um eine kleine Neutronenbombe, die nicht nur die unerwünschten, »gefährlichen« Fremderreger abtötet, sondern gleich den ganzen Krankheitsherd »desinfiziert« und somit auch die körpereigenen, schützenden Bakterien zerstört.
Um auch all die verhältnismäßig kleinen Risiken auszuschließen, lassen wir uns auf ein unvergleichbar größeres ein; denn ein Organismus, der kaum noch die Möglichkeit erhält, sich selbst zu schützen, »verlernt« mit der Zeit, eigene Abwehrstoffe zu produzieren. Die Folge ist, daß derartig »verwöhnte« Organismen auf immer mehr Reizstoffe oder Allergene immer schneller allergisch reagieren, was statistisch durch die enorme Zunahme der allergischen Krankheiten sichtbar wird.
Ein weiterer Zusammenhang besteht zwischen dem Anstei-

gen der sogenannten Zivilisationskrankheiten und der zunehmenden Denaturierung unserer Nahrung sowie der Eßgewohnheit. Die Tatsache, daß sich der Fleischkonsum in weniger als einem Jahrhundert verachtfacht hat, wirkt erschreckend, zumal der Verzehr all der anderen tierischen Produkte wie Wurst, Eier und Käse auch noch gestiegen ist. Da fast unsere ganze Nahrung zunehmend minderwertiger, farbstoffreicher und vitalstoffärmer geworden ist, dürfte es wohl kaum noch verwundern, daß unser Körper allergisch reagiert.

Empirische Erfahrungen und Studien haben gezeigt, daß ein Organismus nur dann allergisch reagiert, sobald er mit bestimmten Reizstoffen in Berührung kommt. Diese fast unzähligen Reizstoffe sind unter dem Begriff »Allergene« zusammengefaßt worden, und die Schulmedizin ist bis heute der Ansicht, daß diese die Ursache für die verschiedensten Allergien sind.

Tatsächlich sind Allergene in den meisten Fällen der Auslöser, jedoch niemals die Ursache für eine Allergie. Die Ursache liegt, wie so häufig, nicht in der äußeren Welt, sondern im Innern verborgen, in einem durch alle möglichen Vorsichtsmaßnahmen »verwöhnten« und mangelhafte Ernährung geschwächten Organismus, der es »verlernt« hat, zum Schutz gegen Allergene spezifische Abwehrstoffe, sogenannte Antikörper, zu produzieren. Somit sind die Allergene als Auslöser maßgeblich an einer Allergie beteiligt, die Ursache ist jedoch die ausbleibende Allergen-Antikörper-Reaktion eines degenerierenden Organismus.

Diese ungenügende Allergen-Antikörper-Bildung ist auf eine Störung im Eiweißstoffwechsel zurückzuführen, die ihrerseits durch eine fehlerhafte Ernährung bedingt ist. Das tierische Eiweiß, dessen Verzehr im letzten Jahrhundert so

rapide zugenommen hat, ist nicht nur maßgeblich an der Belastung des Stoffwechsels beteiligt, sondern auch als Hauptursache für die diversen Stoffwechselstörungen anzusehen.
Die Neurodermitis tritt meist im Säuglingsalter nach dem Abstillen auf, also zu einem Zeitpunkt, da das arteigene Eiweiß der Muttermilch durch artfremdes der Kuhmilch »ersetzt« wird. An diesem Beispiel wird deutlich, daß der »kleine« Unterschied, der den Hautausschlag verursacht, nicht im Fett- und Kohlenhydratanteil liegt, sondern in der Eiweißart.
Eine Heilung der Neurodermitis ohne eine Ernährungsumstellung von vitalstoffarmer Normalkost auf tierisch eiweißfreie Vollwertkost ist daher aussichtslos. Nur durch eine vitalstoffreiche Ernährung mit einem möglichst großen Rohkost- und Frischkornanteil (mindestens jedoch ⅓) bekommt ein allergisch reagierender Organismus die Möglichkeit, seine Abwehrschwäche zu überwinden. Denaturierte Nahrungsmittel wie Auszugsmehle, alle Zuckerarten und raffinierten Fette und Öle, sowie alle Produkte, die diese enthalten, sollten in jedem Fall gemieden werden.
Die folgenden Rezepte sind nicht nur vitalstoffreich und tierisch eiweißfrei, sondern speziell für Neurodermitiker auch reizstoffarm gestaltet. So wurde bewußt auf Zitrusfrüchte, scharfe Gewürze, Paprika und andere mögliche Allergene enthaltenden Nahrungsmittel verzichtet.

Und das soll ich essen?

Wir, das sind meine beiden Kinder, meine Frau und ich, haben es, auch ohne krank zu sein, zwei Monate lang gegessen – und nicht nur das: wir haben es genossen und bereits nach dieser kurzen Zeit ein erhöhtes Wohlbefinden festgestellt!

Zum Geleit

Die Rezepte dieses Buches sind – wie bereits erwähnt – für Allergiker, speziell für Neurodermitiker ausgewählt und zusammengestellt worden.
Um möglichst viele reizende Komponenten auszuschließen, ist das Zutatenspektrum sehr begrenzt. Es ist nun die Aufgabe eines jeden, selbst herauszufinden, wann diese Diät gelockert und andere – in diesem Buch nicht enthaltene – Lebensmittel wieder genossen werden können. Da verschiedene Organismen auf unterschiedliche Stoffe allergisch reagieren, können keine verbindlichen, allgemeingültigen Regeln aufgestellt, sondern nur auf Erfahrungen beruhende Empfehlungen weitergegeben werden. Ein individuelles Ausprobieren ist daher unumgänglich und notwendig. Werden zum Beispiel nach dem Verzehr von Joghurt die Symptome wieder stärker, ist eindeutig, daß der Körper diese Nahrung noch nicht verträgt. Dieses Herausfinden ist jedoch nur möglich, wenn die Diät grundsätzlich eingehalten und jeweils nur ein anderes Lebensmittel über eine gewisse Zeit hinzugenommen wird.
Diese Vorgehensweise mag dem Verstand sehr anstrengend erscheinen. Doch betrachten wir diese Phase als Aufgabe, welche uns die Chance gibt, durch aufmerksames Beobachten ein völlig neues Körperbewußtsein zu erfahren, kann es auch eine sehr intensive, kreative Zeit sein.

Die natürliche Ordnung unserer Nahrung

Die Natur bietet dem Menschen alles, was sein Organismus benötigt, um gesund und vital zu bleiben. Die Organe des menschlichen Körpers sind dementsprechend von Natur aus auf die Verarbeitung und Umwandlung von Getreide, Gartengemüse, Obst und Kernen in rohem, unverändertem Zustand eingerichtet und geschaffen. Das bedeutet, daß eine Ernährung umso natürlicher ist, je naturbelassener und erdverbundener die einzelnen Lebensmittel sind. Jede Veränderung, sei es das mechanische Raspeln einer Möhre, mindert den Wert der Nahrung.

Je zivilisierter der Mensch geworden ist, desto denaturierter wurde seine Nahrung. Die moderne Nahrungsmittelindustrie begnügt sich natürlich nicht mehr mit einfachen mechanischen Veränderungen. Der wertmindernde häusliche Kochprozeß wird »ergänzt« durch konservierte, isolierte, präparierte und synthetisierte Nahrungsmittel aus der Retorte. Hinzu kommt der enorm hohe Einsatz von Spritz- und Düngemitteln bei der Anzucht, sowie das Bestrahlen der fertigen Nahrungsmittel.

Diese Entwicklung hat zu einer allgemeinen Verunsicherung geführt, die eine neue Aufklärungskampagne hervorgebracht hat. Über die natürliche Ordnung unserer Nahrung gibt es verschiedene Tabellen, die sich im wesentlichen an der von Professor Kollath orientieren. Diese Tabelle teilt unsere Nahrung, entsprechend der durch Lebensmitteltechnologie bewirkten Veränderung, in sechs Gruppen ein. Die erste Gruppe enthält alle Lebensmittel, die naturbelassen, unverändert und frisch sind. Die zweite und dritte Gruppe be-

inhalten frische, unerhitzte Lebensmittel, die mechanisch oder fermentativ verändert wurden. Dann folgen die erhitzten, konservierten und präparierten Nahrungsmittel.
Eine solche Tabelle soll als Orientierung für unseren Speiseplan dienen, birgt aber für mich die Gefahr in sich, fehlinterpretiert zu werden und die bereits weitverbreitete Annahme, bald gar nichts mehr guten Gewissens essen zu können, unbeabsichtigt zu verstärken. Unsere Nahrung sollte schon so natürlich wie möglich sein, doch wie wirkt es zum Beispiel auf einen Neurodermitiker, Rohmilch oder rohe Eier in der ersten Gruppe »naturbelassen«, die als beste deklariert wird, zu finden, während Tofu, der erhitzt ist und nicht alle Faserstoffe enthält, als Auszugsprodukt die zweitschlechteste Bewertung erhalten würde? Es könnte ebenso der Eindruck entstehen, Molke oder gar Muscheln seien aufgrund geringerer Veränderung gesünder als gekochte Hülsenfrüchte oder Vollkornbrot, was ja scheinbar nicht beabsichtigt ist.
Aus diesen Gründen ist auf eine an dieser Stelle vorgesehenen Tabelle verzichtet worden, denn Tabellen können niemals vollkommen sein. Das Leben ist einfach zu komplex, als daß es sich in ordentlich gezogenen Linien darstellen ließe.

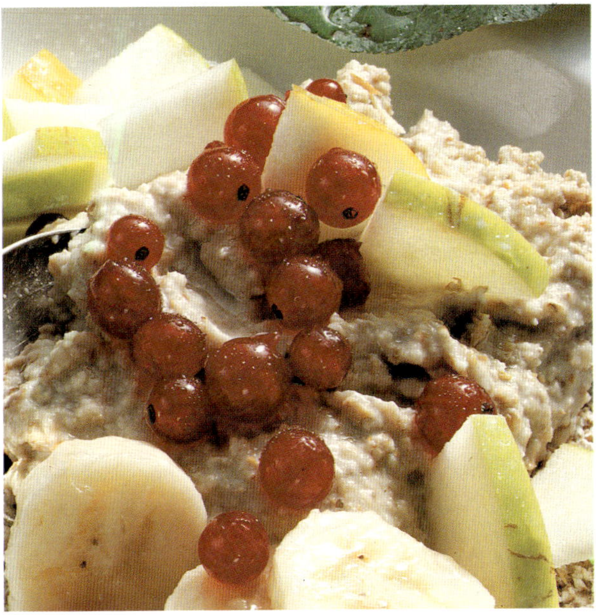

FRISCHKORN-MÜSLI
&
GETREIDE-CREME

Fit und gesund den Tag beginnen

Eine wirklich leckere und gesunde Alternative zu dem geschmacksneutralen, luftigen Frühstücksbrötchen ist das Frischkorn-Müsli.
Die Variationsmöglichkeiten sind sogar bei tierisch eiweißfreier Kost fast unbegrenzt, sodaß sich jeder seine Mischung individuell zusammenstellen kann.
Die Zubereitung eines Frischkorn-Müslis ist ganz einfach. Benötigt wird nur eine Getreide- oder alte Kaffeemühle, damit das Korn frisch geschrotet werden kann. Das Getreide frisch zu mahlen oder zu schroten, ist deshalb so wichtig, weil sich die darin enthaltenen lebenswichtigen Vitalstoffe mit der Zeit durch Oxidation verflüchtigen. Da auch beim Backen und Kochen ein Vitalstoffverlust unvermeidbar ist, ist es umso wichtiger, jeden Tag etwas Frischkorn zu sich zu nehmen.
Getreideflocken als Müsli-Grundlage sind mangelhaft und besonders bei Diät während eines Heilungsprozesses nicht empfehlenswert, da sie bei der Konservierung wärmegeschädigt wurden.
Das Mischen und Zusammenstellen von frischem Getreide, Obst, Kernen, Honig und Gewürzen kann ein kreativer Prozeß sein. Wenn wir es nicht nur tun, weil es gesund ist, könnte es durchaus sein, daß wir schon am frühen Morgen so richtig in Schwung kommen.
Es ist jedoch auch möglich, daß besonders bei Kindern, die bereits jahrelang etwas anderes gewohnt sind, eine Umstellung Schwierigkeiten mit sich bringt. Damit bei solchen Fällen nicht sofort wieder auf das Gewohnte zurückgegriffen wird, sind in diesem Kapitel neben Müsli-Rezepten auch noch Getreidecreme-Rezepte. Diese können zwar, da sie er-

hitzt sind, vom Vitalstoffgehalt mit einem Frischkorn-Müsli nicht mithalten, sind aber dennoch als gesund einzustufen, besonders, wenn sie mit frisch gemahlenem Korn zubereitet und nur kurz erhitzt werden. Zudem kommt hinzu, daß sie fast allen Kindern schmecken und somit die Umstellungsphase erleichtern können.

Müsli-Grundrezept

für eine Person

Zutaten

2-3 Eßlöffel Getreide (Weizen, Gerste, Hafer)
1-2 Eßlöffel Ölfrüchte oder Kerne wie Leinsamen, Mohn, Sonnenblumen- oder Kürbiskerne
Mandeln oder Nüsse
getrocknete Früchte wie Datteln, Feigen, Rosinen
Kokosraspeln
zum Süßen:
Honig oder Ahornsirup oder ungezuckerte Dicksäfte
Gewürze: Zimt, Vanille, Ingwer
Wasser, Sojamilch, Tofu

Zubereitung

Das Getreide frisch schroten und in kaltem Wasser 6-12 Stunden quellen lassen. Vor dem Verzehr den Schrot mit den übrigen Zutaten nach Herzenslust vermengen.

Haferschrot-Müsli mit Mandel-»Milch«

Zutaten für 2 - 4 Personen

5 Eßlöffel Hafer, geschrotet
4 Eßlöffel Mandeln
1 Banane
1 Eßlöffel Honig
½ Tasse Wasser
1 Eßlöffel Rosinen
1 Apfel
1 Birne
¼ Teelöffel Zimt
1 Prise Meersalz

Zubereitung

Den Hafer nach Möglichkeit frisch feinschroten.
Die Mandeln, Banane, den Honig und das Wasser im Mixer miteinander verquirlen, wodurch eine Masse mit joghurtähnlicher Konsistenz entsteht.
Den Haferschrot und die Rosinen mit der Bananen-Mandel-»Milch« verrühren.
Den Apfel und die Birne kleinschneiden und ebenfalls daruntermengen.
Mit Zimt und Meersalz abschmecken.

Zubereitungszeit: 10 Minuten.

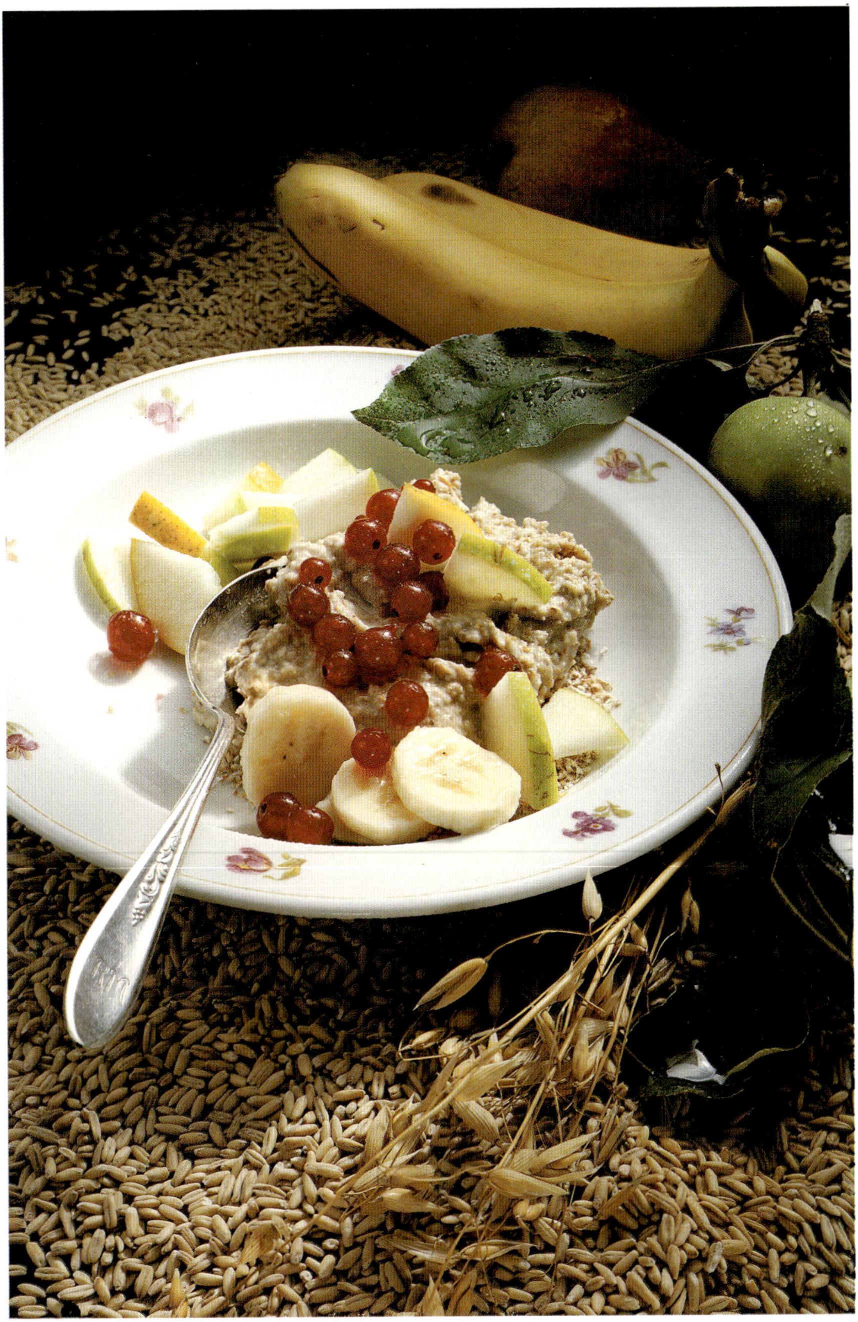

Frischkorn-Müsli mit Keimen

Zutaten für 2 - 4 Personen

2 Eßlöffel Weizenkeime
2 Eßlöffel Hafer
1 Eßlöffel Leinsamen
1 Eßlöffel Kokosraspeln
4-5 Datteln oder Feigen
1-2 Eßlöffel Sonnenblumenkerne
2-3 Eßlöffel Honig
2-3 Eßlöffel Sojamilch
1 Apfel

Zubereitung

Die 2-3 Tage »jungen« Weizenkeime mit dem möglichst frisch grob gemahlenen Hafer vermengen. Ersatzweise können auch Haferflocken verwendet werden.
Den Leinsamen ebenfalls frisch mahlen und mit den Kokosraspeln, den kleingeschnittenen Datteln oder Feigen, den Sonnenblumenkernen, dem Honig, der Sojamilch und dem Getreide vermengen.
Nach Belieben mit Zimt, Ingwer oder Vanille würzen.
Den Apfel kleinschneiden und über das Müsli verteilen.

Zubereitungszeit: 10 Minuten.

Soll das Müsli cremiger werden, so kann statt der Sojamilch ein kleines Stück Tofu mit Wasser und Mandeln im Mixer püriert werden. Durch diese Tofu-Mandelmilch bekommt das Müsli eine joghurtartige Konsistenz.

Fünfkorn-Müsli

Zutaten für 2 - 4 Personen

2 Eßlöffel Weizen
2 Eßlöffel Gerste
2 Eßlöffel Hafer
2 Eßlöffel Mohn
2 Eßlöffel Leinsamen
2-3 Eßlöffel Mandeln
1 Eßlöffel Pinienkerne
2-3 Eßlöffel Ahornsirup oder Honig
3-4 Eßlöffel Sojamilch
1 Apfel
1 Birne
1 Banane
½ Teelöffel Zimt

Zubereitung

Die Getreidekörner am Abend vorher frisch schroten und nur mit soviel Wasser einweichen, daß der Schrot nicht darin schwimmt.
Am Morgen den Mohn und Leinsamen frisch schroten und unter das Getreide ziehen.
Die grob gehackten Mandeln, Pinienkerne, den Ahornsirup, die Sojamilch und den Zimt dazugeben. Die Banane kann nach Belieben kleingeschnitten oder zerdrückt mit dem Müsli verrührt werden.
Den Apfel und die Birne über das Müsli schneiden.

Zubereitungszeit: 10 Minuten.

Vollkorn-Knäcke-Brot

Zutaten für 2 Bleche

450 g Weizenvollkornmehl
50 g Buchweizenmehl
350 ccm Wasser
1 Päckchen Hefe
50 g kaltgepreßtes Sonnenblumenöl
1 Teelöffel Meersalz
2-3 Eßlöffel Sesam
2-3 Eßlöffel Mohn

Zubereitung

Das möglichst frisch gemahlene Weizenvollkornmehl mit dem Buchweizenmehl, Wasser und der Hefe zu einem geschmeidigen Teig kneten.
Den Teig bedeckt 15-20 Minuten warm stellen. Die Temperatur sollte jedoch nicht über 30°C liegen.
Das Öl und Meersalz dazugeben und den Teig nochmals gut kneten.
Den Backofen auf 250°C vorheizen.
Zwei Bleche mit Mehl bestreuen. Den Teig halbieren, jede Hälfte auf ein Blech drücken und mit dem Nudelholz schön gleichmäßig ausrollen. Auf das eine Blech Sesam, auf das andere Mohn streuen und die Körner mit dem Holz in den Teig drücken.
Den Teig bereits jetzt in die gewünschte Scheibengröße schneiden. Nochmals 3-5 Minuten bedeckt ruhen lassen.
Im Backofen bei 225°C 10-15 Minuten backen.

Zubereitungszeit: 50-60 Minuten.

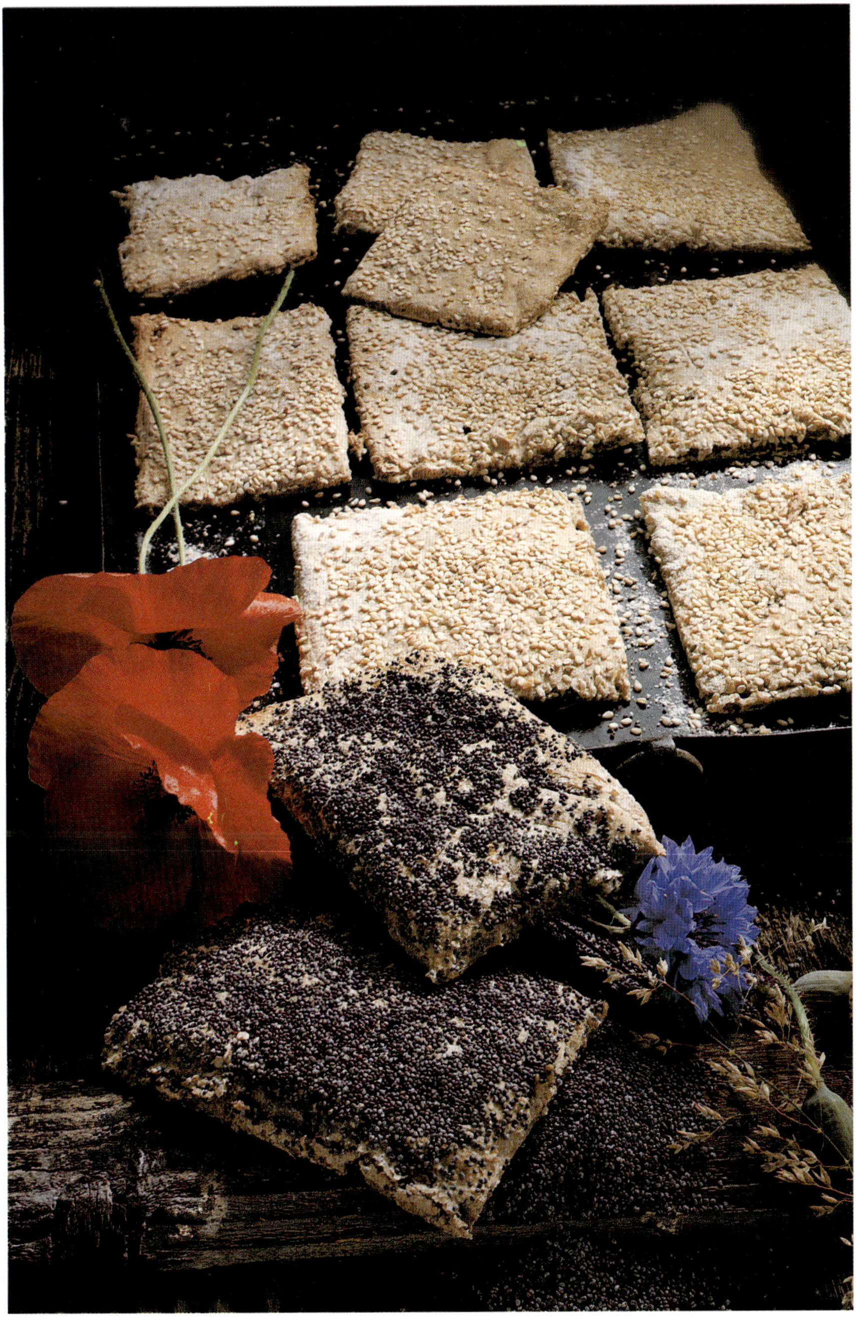

Reiscreme

Zutaten für 2 - 4 Personen

1 Tasse Vollreismehl
¾ l Sojamilch
1 Prise Meersalz
2-3 Eßlöffel Honig
Gewürze: Zimt, Vanille, Ingwer

Zubereitung

Das Vollreismehl sollte nach Möglichkeit frisch gemahlen mit der kalten Sojamilch angerührt werden.
Unter ständigem Rühren erhitzen und nach und nach die restliche Milch hineinrühren. Kurz aufwallen lassen und von der Kochstelle nehmen. Meersalz und Gewürze unterziehen und etwas abkühlen lassen. Den Honig erst kurz vor dem Servieren hinzugeben, damit er nicht wärmegeschädigt wird.

Zubereitungszeit: 10 Minuten.

Diese schnell zubereitete Reiscreme kann nach Herzenslust abgewandelt werden. So können zum Beispiel noch Mandelmus, Kokosraspeln, Leinsamen oder Sonnenblumenkerne, frische kleingeschnittene Äpfel oder Birnen hinzugefügt werden. Statt der Sojamilch kann selbstverständlich auch Wasser verwendet werden.

Gersten-Mandel-Creme

Zutaten für 2 - 4 Personen

2 Tassen Gerstenvollkornmehl
¾ l Sojamilch oder Wasser
1 Prise Meersalz
1-2 Eßlöffel Mandelmus
1 Banane
2-3 Eßlöffel Ahornsirup

Zubereitung

Die Gerste möglichst frisch feinmahlen und in einem Topf mit etwas Sojamilch oder Wasser anrühren.
Die Creme unter ständigem Rühren erhitzen und nach und nach die restliche Flüssigkeit hineinrühren.
Kurz aufwallen lassen, dann von der Kochstelle nehmen und etwas abkühlen lassen.
Das Meersalz, Mandelmus, die zerdrückte Banane und den Ahornsirup in die Gerstencreme hineinrühren und sofort servieren.

Zubereitungszeit: 15 Minuten.

Auch bei dieser Getreidecreme gibt es unzählige Variationsmöglichkeiten, doch die vorliegende hat auch Kindern besonders gut geschmeckt.

Porridge

Zutaten für 2 - 4 Personen

2 Tassen Hafer, fein geschrotet
½ l Sojamilch
2 Eßlöffel Kokosraspeln
2 Eßlöffel Rosinen
3 Eßlöffel Honig
½ Teelöffel Zimt
1 Prise Meersalz

Zubereitung

Bei dieser Variante des traditionellen Porridge werden die Zutaten nicht nach englischer Art stundenlang zerkocht, sondern der Hafer mit der Sojamilch nur kurz erhitzt.
Den Hafer möglichst frisch feinschroten und mit der Sojamilch in einem Topf unter ständigem Rühren nur kurz aufwallen lassen. Den Topf von der Kochstelle nehmen und den Brei etwas nachquellen und abkühlen lassen.
Dann die Kokosraspeln, Rosinen, den Honig, Zimt und das Meersalz dazugeben und verrühren.
Nach Belieben frisches Obst der Jahreszeit hinzugeben und, in Portionsschälchen gefüllt, mit frischen Keimen oder Sprossen garnieren.

Zubereitungszeit: 15 Minuten.

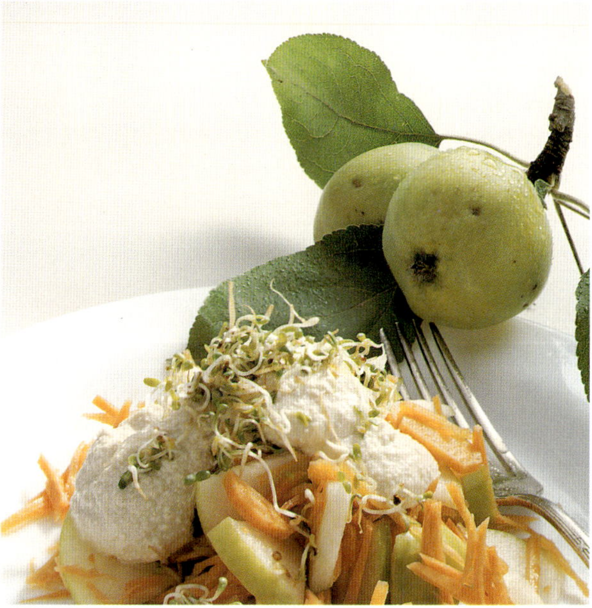

ROHKOSTSALATE BUNT & GESUND

Jedes Gemüse zu seiner Zeit

Ob Frühling, Sommer, Herbst oder Winter, jede Jahreszeit bietet uns ihre typischen Gemüsesorten, die dann auch am gesündesten sind und am besten schmecken.
Wir sind also nicht darauf angewiesen, uns mit minderwertigen, verwässerten Treibhausprodukten zufrieden zu geben, die das ganze Jahr über angeboten werden, wodurch sie übrigens umso schneller ihren Reiz verlieren.
Viel sinnvoller und bekömmlicher ist es, die verschiedenen Obst- und Gemüsesorten zu der natürlichen Erntezeit zu essen.
Bei einer so speziellen Diät wie der tierisch eiweißfreien, reizstoffarmen Vollwertkost ist es besonders wichtig, möglichst wenig Giftstoffe zu sich zu nehmen und somit umso bedeutender, daß das verwendete Obst und Gemüse aus biologischem Anbau stammt. Denn nur biologisch kultivierte Nahrungsmittel enthalten zu den ohnehin schon global verbreiteten Schadstoffen nicht noch weitere zusätzliche Gifte.
Obwohl Gemüse zu rund 90% aus Wasser besteht, ist es durch seinen natürlichen Gehalt an Vitaminen und Mineralstoffen in rohem Zustand für eine vollwertige Ernährung unumgänglich. Besonders bedeutsam sind die Vitamine A, B und C sowie die Mineralstoffe Eisen, Kalium, Natrium und Phosphor.
Keime und Sprossen in Rohkost-Salaten sind eine ideale Ergänzung des Vitalstoffhaushalts.

Bunter Frühlings-Salat mit Sprossen

Zutaten für 4 Personen

100 g Tofu
½ Tasse Wasser
3 Eßlöffel Sonnenblumenöl
1½ Teelöffel Meersalz
1 Bund frische Petersilie
250 g frischer Blattspinat
2 kleine Schalotten
3-4 junge Möhren (etwa 200 g Karotten)
1 junger Kohlrabi
4-5 Radieschen
1 Eßlöffel Weizenkeime
1-2 Eßlöffel gekeimte Mungbohnen
1 Eßlöffel Alfalfasprossen

Zubereitung

Für die Sauce den Tofu mit dem Wasser, Sonnenblumenöl, Meersalz und der Petersilie im Mixer pürieren.
Den Blattspinat in einem Durchschlag gut abspülen und kleinschneiden.
Die Schalotten schälen und fein hacken.
Die Möhren, den Kohlrabi und die Radieschen waschen und ebenfalls kleinschneiden.
Das Gemüse unter die Sauce mengen, die Sprossen dazugeben und nach Belieben mit Radieschen garnieren.

Zubereitungszeit: 15-20 Minuten.

Apfel-Möhren-Rohkost mit Alfalfa-Sprossen

Zutaten für 2 - 4 Personen

100 g Tofu
¼ Tasse Wasser
2 Eßlöffel Honig
1 Eßlöffel Haselnußmus
1 Prise Meersalz
250 g Möhren
1 Apfel
2-3 Eßlöffel Alfalfa-Sprossen

Zubereitung

Den Tofu mit dem Wasser, Honig, Nußmus und Meersalz im Mixer miteinander verquirlen.
Die Möhren waschen, bürsten und in die Sauce raspeln.
Den Apfel kleinschneiden und mit den Möhren unter die Sauce ziehen.
Die Alfalfa-Sprossen schön darüber verteilen.

Zubereitungszeit: 15 Minuten.

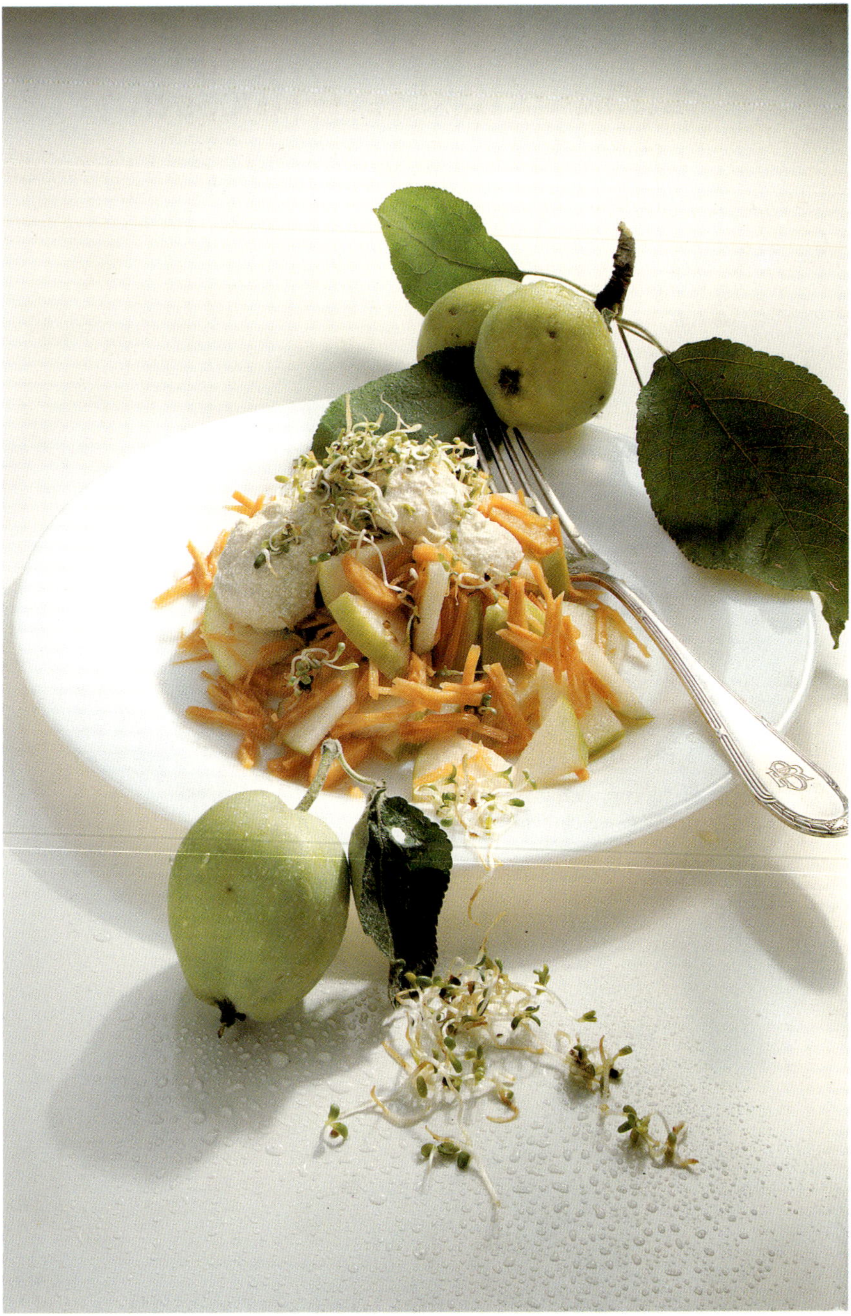

Eissalat in Erdnuß-Dressing

Zutaten für 4 Personen

1 Eissalat
1 Eßlöffel Erdnußmus
1 Eßlöffel Ahornsirup
125 g Kefir
1 Eßlöffel Kokosraspeln
1 Pfirsich
1 Apfel
1 Banane
1 Prise Meersalz

Zubereitung

Den Kefir in einer Schüssel mit dem Erdnußmus, Ahornsirup und der Prise Salz zu einer glatten Sauce verrühren.
Eissalat, Pfirsich und Apfel gut waschen und kleinschneiden.
Zuerst die Früchte unter die Sauce mengen, dann den Eissalat dazugeben und nochmals gut durchrühren.
Mit Kokosraspeln und/oder Bananenscheiben garnieren.

Zubereitungszeit: 10 Minuten.

Kohlrabi in Kräuter-Dressing

Zutaten für 2-4 Personen

3 Eßlöffel Distelöl
3 Eßlöffel Sojamilch
½ Teelöffel Meersalz
1 kleines Bund frische Petersilie
¼ Teelöffel geriebene Muskatnuß
2 mittelgroße Kohlrabi

Zubereitung

Das Distelöl mit der Sojamilch und dem Meersalz verrühren, Die Petersilie sehr fein hacken und in den Dressing geben. Die Muskatnuß darüberreiben und alles gut miteinander vermengen. Die Kohlrabi in den Dressing raspeln und gut durchrühren.

Zubereitungszeit: 10 Minuten.

Möhren mit Banane und Rosinen

Zutaten für 2-4 Personen

1 Eßlöffel Sesammus (Tahin)
2 Eßlöffel Sonnenblumenöl
1 Eßlöffel Honig
1 Prise Meersalz
250 g Möhren
1 Banane
2 Eßlöffel Rosinen
1 Eßlöffel Kokosraspeln

Zubereitung

Das Sesammus, Öl, den Honig und das Meersalz zu einem cremigen Dressing verrühren. Die Möhren waschen, bürsten, grob raspeln und unter den Dressing ziehen. Die kleingeschnittene Banane, Rosinen und Kokosraspeln dazugeben und nochmals alles gut miteinander vermengen. Nach Belieben mit Sesamkörnern, Mandelsplittern oder Sonnenblumenkernen garnieren.

Zubereitungszeit: 15 Minuten.

Dazu passend: Mais-Fladen (Seite 55).

Radiccio in Cashew-Dressing

Zutaten für 2 Personen

1 Eßlöffel Cashewnußmus
1 Eßlöffel Ahornsirup
1 Eßlöffel kaltgepreßtes Sonnenblumenöl
2 Eßlöffel Sojamilch
1 Prise Meersalz
1 Radiccio
2-3 Eßlöffel Cashewkerne

Zubereitung

Das Cashewnußmus mit dem Ahornsirup, Öl, der Sojamilch und dem Meersalz zu einem cremigen Dressing rühren. Den Radiccio kleinschneiden, abspülen, abtropfen lassen und unter den Dressing ziehen. Die Cashewkerne zerkleinern und nach Belieben in der Pfanne mit etwas Meersalz kurz anrösten oder ungeröstet über den Salat geben.

Zubereitungszeit: 10 Minuten.

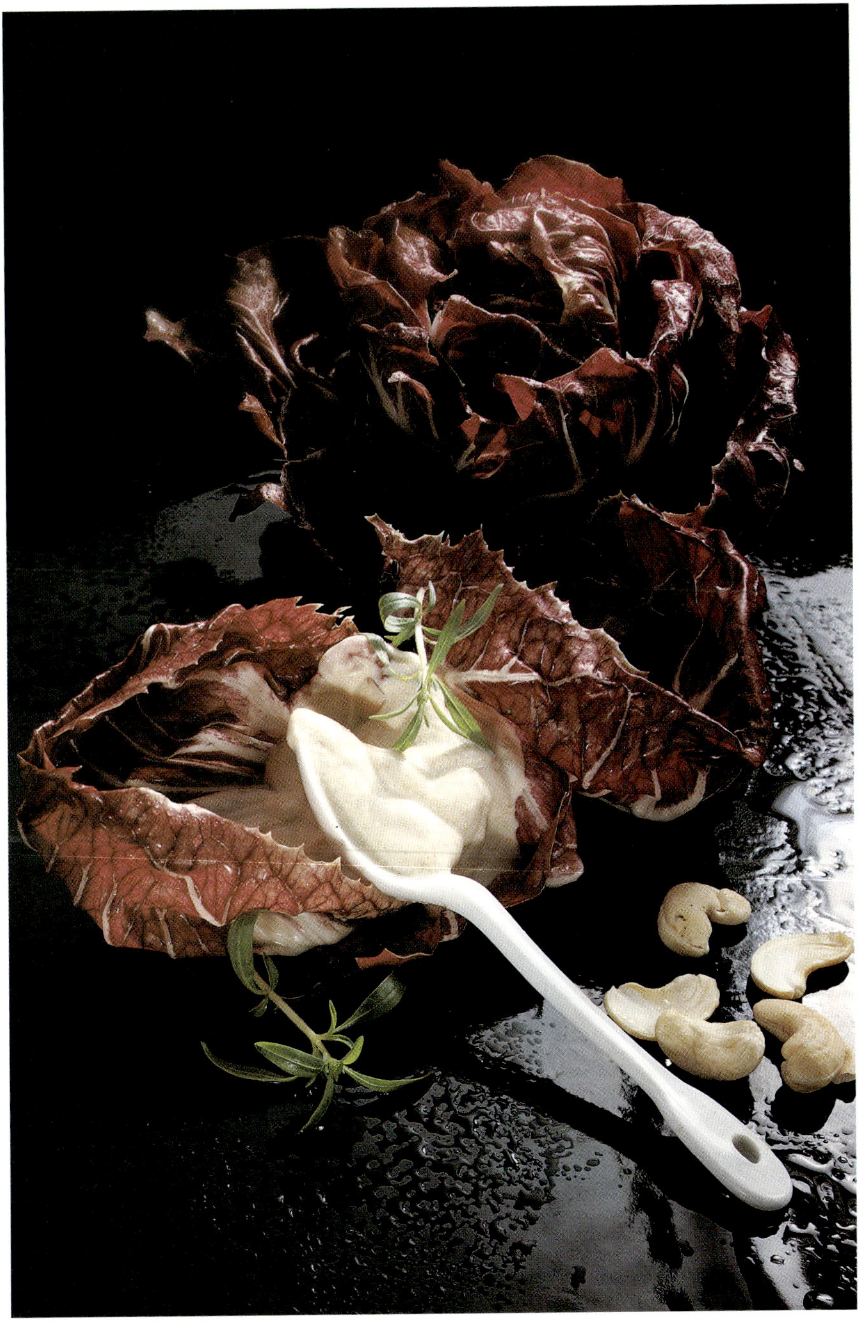

Chicoree in Sesam-Dressing

Zutaten für 4 Personen

3 Eßlöffel Sonnenblumenöl
1 Eßlöffel Sesammus
2 Eßlöffel Birnendicksaft
1 Prise Meersalz
1 Banane
4-5 Chicoree

Zubereitung

Aus Sonnenblumenöl, Sesammus, Birnendicksaft und Meersalz einen glatten Dressing rühren.
Die Chicoree waschen, die Stiele entfernen und kleinschneiden.
Die Banane ebenfalls kleinschneiden und mit dem Chicoree in dem Dressing vermengen.
Nach Belieben können noch Rosinen, Kokosraspeln oder gehackte Mandeln dazugegeben werden.

Zubereitungszeit: 15 Minuten.

Dieser Salat paßt gut zu Quiche mit Champignons und Tofu *(Seite 56).*

Pikanter Weißkohl mit Oliven

Zutaten für 4 Personen

3 Eßlöffel Olivenöl
3 Eßlöffel Sojamilch
1 Teelöffel Tamari (Sojasauce)
1 Teelöffel Cumin
½ Teelöffel Meersalz
1 Knoblauchzehe
1 kleiner Weißkohl
1 grüne Paprikaschote
2-3 Eßlöffel schwarze Oliven

Zubereitung

Das Olivenöl mit der Sojamilch, dem Tamari und den Gewürzen zu einer glatten Sauce verrühren.
Die Knoblauchzehe hineindrücken und mit der Sauce vermischen.
Den Weißkohl putzen, halbieren und in dünne Streifen schneiden.
Die Paprikaschote waschen und ebenfalls kleinschneiden.
Dann zuerst den Weißkohl mit der Hand unter die Sauce »kneten«, dadurch wird er weich und leichter verdaulich.
Die Paprikaschote und die Oliven dazugeben und alles gut miteinander vermengen.
Nach Belieben mit gehackter Petersilie und/oder gerösteten Tofuwürfeln garnieren.

Zubereitungszeit: 15 Minuten.

Dieser Salat paßt gut zu Grünkern mit Steckrüben (Seite 53).

Rotkohl in Dill-Senf-Dressing

Zutaten für 4 Personen

3 Eßlöffel Distelöl
3 Eßlöffel Sojamilch
1 Teelöffel milden Senf
1 Teelöffel Dill
½ Teelöffel Meersalz
1 kleiner Rotkohl (etwa 500 g)

Zubereitung

Das Distelöl mit der Sojamilch, dem Senf, Dill und Meersalz zu einem glatten Dressing rühren. Den Rotkohl, wenn erforderlich, putzen und sehr fein schneiden oder raspeln. Den Rotkohl möglichst mit der Hand unter den Dressing »kneten«, dadurch kann er sein Aroma besser entfalten und wird leichter verdaulich.

Zubereitungszeit: 15 Minuten.

Rote Rüben mit Birnen

Zutaten für 2 - 4 Personen

1 Eßlöffel Mandelmus
2 Eßlöffel Sonnenblumenöl
1 Teelöffel Birnen-Dattel-Kraut oder Honig
1 Prise Meersalz
2 kleine Rote Rüben (etwa 250 g)
2 Birnen
Kokosraspeln zum Garnieren

Zubereitung

Aus dem Mandelmus, Öl, Birnen-Dattel-Kraut und Meersalz einen glatten Dressing rühren. Die Roten Rüben waschen und bürsten, dann fein raspeln und unter den Dressing ziehen. Die Birnen kleinschneiden und eine davon mit den roten Rüben vermengen, die andere vor dem Servieren darübergeben.
Nach Belieben mit Kokosraspeln oder Mandelsplitter garnieren.

Zubereitungszeit: 15 Minuten.

Gurken in Miso-Dressing

Zutaten für 2 - 4 Personen

2 Eßlöffel Sonnenblumenöl
1 Eßlöffel Miso (Sojaextrakt)
1 Teelöffel Tahin (Sesammus)
1-2 Eßlöffel Wasser oder Sojamilch
½ Teelöffel Oregano
½ Teelöffel Basilikum
1 Salatgurke

Zubereitung

Das Sonnenblumenöl mit dem Miso, Tahin und Wasser zu einem glatten Dressing rühren. Oregano und Basilikum darunterziehen. Die Salatgurke gut waschen und in dünne Scheiben schneiden oder raspeln.
Die Gurke mit dem Dressing gut vermengen und nach Belieben mit Oliven oder Tomaten garnieren.

Zubereitungszeit: 10 Minuten.

Sellerie-Apfel-Rohkost

Zutaten für 2 - 4 Personen

3 Eßlöffel Sonnenblumenöl
2 Eßlöffel Sojamilch
1 Eßlöffel Mandel- oder Sesammus
1 Eßlöffel Honig
½ Teelöffel Meersalz
1 mittelgroße Sellerieknolle
1-2 Äpfel

Zubereitung

Das Sonnenblumenöl mit der Sojamilch, dem Mandel- oder Sesammus, dem Honig und Meersalz zu einer glatten Sauce rühren.
Den Sellerie gründlich waschen und in die Sauce raspeln.
Den Apfel kleinschneiden und mit dem Sellerie in der Sauce vermengen.
Zum Garnieren bieten sich gehackte, eventuell leicht angeröstete Mandeln an.

Zubereitungszeit: 15 Minuten.

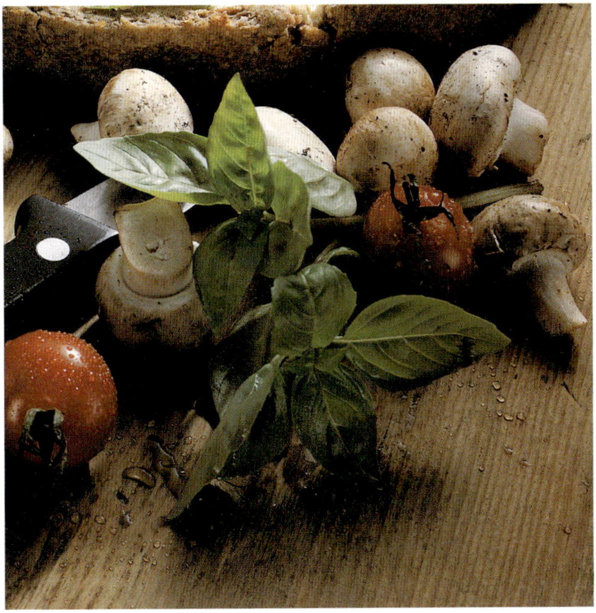

HAUPTSPEISEN AUS DEM GANZEN KORN

Grundrezepte für Getreide

Alle Angaben sind für 2 Personen, wobei vorausgesetzt wird, daß zu der Getreidespeise noch ein Rohkost-Salat oder eine Gemüsebeilage gereicht wird.
Steht im Rezept 1½-2 Tassen Wasser, so ist die genaue Mengenangabe von der Qualität der einzelnen Getreidesorte abhängig. Kleine runzelige Weizenkörner können durch ihren hohen Kleie-Anteil natürlich nicht soviel Wasser aufnehmen wie zum Beispiel große, pralle Körner mit einem großen Mehlkern.
Ferner ist die benötigte Wassermenge abhängig von der Beschaffenheit des Topfes sowie der Wärmezufuhr. Schließt der Deckel sehr gut, kann weniger Wasserdampf entweichen. Die Garzeit verkürzt sich, und es wird weniger Wasser benötigt als bei einem Topf mit schlecht schließendem Deckel, in dem das Wasser schnell verkocht, während die Körner noch hart sind.
Noch entscheidender ist jedoch die Wärmezufuhr. Getreide sollte immer nur kurz aufgekocht und dann bei schwacher Hitze gegart werden. Dieses Garen ist mehr ein Quellen als ein Kochen.

Reis

1 Tasse Vollreis
1½-2 Tassen Wasser
½ Teelöffel Meersalz

Den Reis in einem Sieb gut waschen und mit Wasser und Meersalz aufkochen.
Bedeckt bei schwacher Hitze 40-45 Minuten garen.

Hirse

1 Tasse Hirse
2-2½ Tassen Wasser
½ Teelöffel Meersalz

Die Hirse in einem Sieb gut abspülen und mit Wasser und Meersalz aufkochen. Bedeckt bei schwacher Hitze 15 Minuten köcheln und anschließend auf der ausgeschalteten Kochplatte weitere 10-15 Minuten quellen lassen. Damit die Hirse schön körnig wird, einige Minuten vorher den Deckel abnehmen, vorsichtig durchrühren und ausdampfen lassen.

Buchweizen

1 Tasse Buchweizen
2-3 Tassen Wasser
½ Teelöffel Meersalz

Den Buchweizen mit einem Sieb abspülen und mit Wasser und Meersalz aufkochen. Bedeckt bei schwacher Hitze 20 Minuten garen.

Grünkern

1 Tasse Grünkern
2 Tassen Wasser
½ Teelöffel Meersalz

Den Grünkern in einem Sieb gut abspülen und mit Wasser und Meersalz aufkochen. Bedeckt bei schwacher Hitze 50-60 Minuten garen.

Pikanter Linsen-Reis mit Möhren

Zutaten für 4 Personen

1 Tasse Vollreis
1 Tasse Linsen
4 Tassen Wasser
1 Teelöffel Meersalz
1 mittelgroße Möhre
1 Zwiebel
2 Eßlöffel kaltgepreßtes Sonnenblumenöl
1 Teelöffel Cumin (Kreuzkümmel)

Zubereitung

Den Reis waschen und mit 2 Tassen Wasser und einem halben Teelöffel Meersalz aufkochen. Bei sehr schwacher Hitze bedeckt 40-45 Minuten garen.
Die Linsen waschen und ebenfalls in 2 Tassen Wasser und einem halben Teelöffel Meersalz aufkochen und bedeckt bei sehr schwacher Hitze 20-30 Minuten garen.
Die Möhre und die Zwiebel sehr fein schneiden.
In einer Pfanne das Öl erhitzen und das Gemüse darin kurz andünsten. Danach 2-3 Minuten bedeckt garen.
Den Reis, die Linsen und Gewürze hinzugeben und alles gut miteinander vermengen. Bei mittlerer Hitze 2-3 Minuten braten.
Nach Belieben mit gerösteten Tofuwürfeln und gehackter frischer Petersilie servieren.

Zubereitungszeit: 1 Stunde.

Grünkern-Steckrüben-Pfanne

Zutaten für 4 Personen

1 Tasse Grünkern
2 Tassen Wasser
½ Teelöffel Meersalz
1 kleine Steckrübe (etwa 250 g)
1 mittelgroße Zwiebel
2 Eßlöffel Sonnenblumenöl

Zubereitung

Den Grünkern mit Wasser und Meersalz aufkochen und bei schwacher Hitze bedeckt 50-60 Minuten garen.
Die Steckrübe bürsten oder schälen und waschen, danach in dünne Streifen schneiden.
In einer Pfanne das Öl erhitzen, die Zwiebel kleinschneiden und kurz andünsten. Die Steckrübe dazugeben und unter Rühren 2-3 Minuten weiterdünsten. Salzen, mit 1-2 Eßlöffel Wasser ablöschen und bei mittlerer Hitze 8-10 Minuten garen.
Dann den Grünkern daruntermengen und einige Minuten in der offenen Pfanne braten.
Mit reichlich gehackter Petersilie servieren.

Zubereitungszeit: 1 Stunde und 15 Minuten.

Dazu paßt: Pikanter Weißkohl mit Oliven (Seite 45).

Gebackene Hirse mit Blumenkohl

Zutaten für 4 - 6 Personen

2 Tassen Hirse
4 Tassen Wasser
1 Teelöffel Meersalz

1 kleiner Blumenkohl (etwa 500 g)
2 Eßlöffel Sonnenblumenöl
1 Tasse Wasser
½ Teelöffel Meersalz

250 g Tofu
1 Eßlöffel Mandelmus
1 Teelöffel Honig
2 Birnen

Zubereitung

Die Hirse nach Grundrezept garen.
Den Blumenkohl säubern und in mundgerechte Stücke schneiden. In einem Topf das Öl erhitzen und den Blumenkohl darin 2-3 Minuten unter Rühren andünsten, dann salzen, mit dem Wasser ablöschen und bedeckt bei mittlerer Hitze 8-10 Minuten garen. Der Blumenkohl sollte nicht ganz weich sein, sondern noch »Biß« haben.
Den Tofu im Mixer mit dem Blumenkohl-Wasser, dem Mandelmus und Honig pürieren.
Die Birnen kleinschneiden.
Den Backofen auf 220°C vorheizen.
In einer großen Schüssel die Hirse mit dem Blumenkohl, den zerkleinerten Birnen und der Sauce vermengen.

Die Masse in eine gefettete Auflaufform füllen und im vorgeheizten Ofen bei 220°C 20-25 Minuten backen.
Nach Belieben kann der Auflauf noch mit gehackten Mandeln bestreut werden.

Zubereitungszeit: 1 Stunde.

Mais-Fladen

Zutaten für 4 Personen

250 g Maismehl (Polenta)
100 g Weizenvollkornmehl
¼ l Sojamilch
1 Teelöffel Meersalz

Zubereitung

Das Maismehl mit dem möglichst frisch gemahlenen Weizenvollkornmehl, der Sojamilch und dem Meersalz zu einem mittelfesten Teig kneten. Den Teig 10-15 Minuten ruhen lassen.
Danach nochmals gut kneten und den Teig auf einer bemehlten Fläche mit dem Nudelholz dünn auswellen. Mit einer Kaffeetasse kleine, runde Fladen ausstechen.
In einer Pfanne etwas Sonnenblumenöl erhitzen und die Fladen von beiden Seiten braun braten.

Zubereitungszeit: 20-25 Minuten.

Tip: Die Fladen eignen sich hervorragend zu allen Rohkost-Salaten, können aber nach Belieben auch mit einer Paste, Honig oder Soja-Quark bestrichen und als Snack gereicht werden.

Quiche mit Champignons und Tofu

Zutaten für 4 Personen

für den Teig:
250 g Weizenvollkornmehl
75 g Sonnenblumenöl
75 ccm Wasser
½ Teelöffel Meersalz

für den Belag:
200 g frische Champignons
1 kleine Zucchini
2 Tomaten
1 kleine Zwiebel
250 g Tofu
3 Eßlöffel Olivenöl
etwa ½ Tasse Wasser
1 Knoblauchzehe
2 Teelöffel Basilikum
1 Teelöffel Tamari (Sojasauce)
1 Teelöffel Kräutermeersalz

Zubereitung

Das möglichst frisch gemahlene Weizenvollkornmehl mit dem Öl, Wasser und Meersalz zu einem glatten, geschmeidigen Teig kneten. Den Teig 20-30 Minuten kalt stellen.
Die Zucchini, Tomaten und Champignons waschen und in Scheiben schneiden.
Den Backofen auf 200°C vorheizen.
Die Zwiebel schälen, kleinschneiden und in etwas Öl in der Pfanne kurz andünsten.

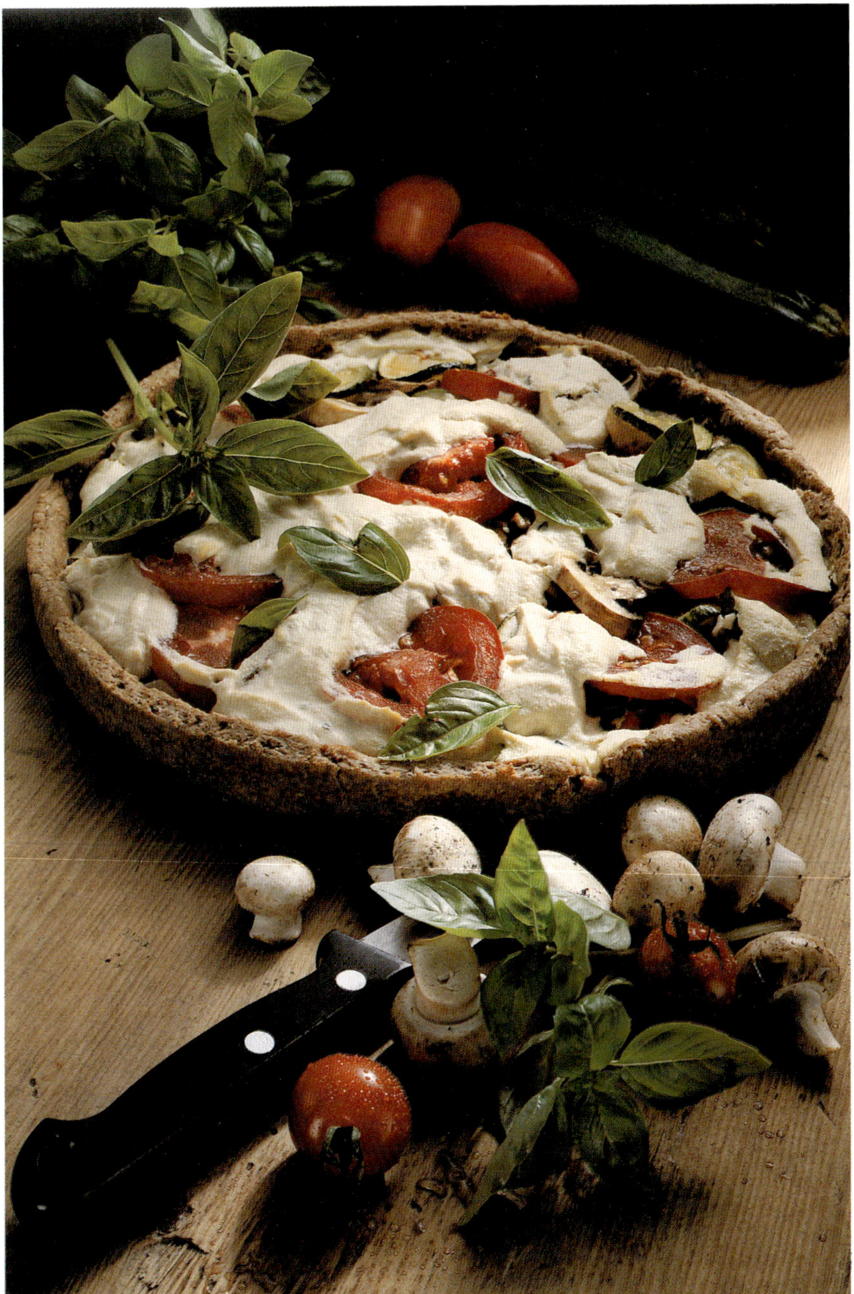

Den Tofu mit dem Wasser, Öl, der Knoblauchzehe, dem Basilikum, Tamari und Meersalz im Mixer verquirlen. Sollte die Masse zu fest sein, noch etwas Wasser zugeben.
Den Teig nochmals gut kneten, in eine gefettete Springform drücken und im Backofen 10-12 Minuten vorbacken.
Dann zunächst den Boden mit den Zucchinischeiben belegen, die angedünstete Zwiebel darüber verteilen und mit Tomaten und Champignons belegen. Nach Belieben noch würzen und die Tofusauce darübergießen und mit einem Löffel schön verteilen. Den Quiche bei 200°C etwa 20 Minuten backen.

Zubereitungszeit: 60-70 Minuten.

Seitan in Zwiebelteig

Zutaten für 4 Personen

250 g Weizenvollkornmehl
330 ccm Sojamilch oder Wasser
1 Teelöffel Meersalz
1 Teelöffel Tamari (Sojasauce)
1 Teelöffel Basilikum
1 kleine Zwiebel
1 Knoblauchzehe
300 g Seitan
Öl zum Braten

Zubereitung

Das möglichst frisch gemahlene Weizenvollkornmehl mit der Sojamilch oder dem Wasser, dem Meersalz, Tamari, Basilikum, der sehr fein gehackten Zwiebel und der zerdrückten Knob-

lauchzehe zu einem mittelfesten Teig rühren. Den Teig 15-20 Minuten ruhen lassen. Den Seitan in 5-7 mm dünne Scheiben schneiden. Den Teig nochmals durchrühren.
Eine Pfanne etwa ½ cm mit Öl füllen und erhitzen. Die Seitanscheiben nacheinander in den Teig tauchen und in dem Öl von beiden Seiten ausbacken.

Zubereitungszeit: 30-35 Minuten.

Dazu passend:

Pikante Tofu-Avokado-Paste

Zutaten

1 Avokado
1 kleine Zwiebel
1 Knoblauchzehe
100 g Tofu
2 Eßlöffel Sesam
1 Teelöffel Meersalz
1 Eßlöffel kaltgepreßtes Olivenöl
½ Teelöffel Basilikum

Zubereitung

Die Avokado schälen, vom Stein entfernen und zusammen mit dem Tofu in einer Schüssel sehr fein zerdrücken. Den Sesam in einer Pfanne trocken (ohne Öl) bei mittlerer Hitze leicht braun rösten. Die Zwiebel in der Pfanne in Öl glasig dünsten und unter die Avokado mischen. Meersalz, Sesam und Basilikum dazugeben und alles miteinander gut verrühren.
Die Paste in ein Schälchen füllen, eventuell mit Tomatenstücken garnieren und möglichst frisch servieren.

Zubereitungszeit: 10 Minuten.

Kartoffel-Auflauf mit Tofu überbacken

Zutaten für 4 - 6 Personen

1 kg Kartoffeln
Wasser
Meersalz
2 mittelgroße Möhren
2 Zwiebeln
2 Eßlöffel Sonnenblumenöl
200 g Seitan

für den Guß:
300 g Tofu
1 Knoblauchzehe
1 Teelöffel Meersalz
1 Eßlöffel Tahin (Sesammus)
1 Teelöffel Tamari (Sojasauce)
1 Tasse Wasser
1 Bund Petersilie

Zubereitung

Die Kartoffeln garkochen. Die Zwiebeln und Möhren in Öl kurz andünsten. Für den Guß den Tofu im Mixer mit der zerdrückten Koblauchzehe, dem Meersalz, Tahin, Tamari und Wasser pürieren. Sollten sich die Zutaten nicht gut pürieren lassen, noch etwas Wasser hinzugeben.
Den Backofen auf 220°C vorheizen. Die Kartoffeln in Scheiben schneiden und in eine vorher gefettete Auflaufform füllen. Die Möhren, Zwiebeln und den kleingeschnittenen Seitan darüber verteilen und den Guß darüber gießen.

Zubereitungszeit: etwa 1 Stunde.

Grünkern-Seitan-Bratlinge

Zutaten für 4 Personen

2 Tassen Grünkern (250 g)
4 Tassen Wasser
1 Teelöffel Meersalz
2 Lorbeerblätter

250 g Seitan
½ Tasse Wasser
50 g Weizenvollkornmehl
3 Eßlöffel feine Haferflocken
1 Knoblauchzehe
1 Teelöffel Tamari (Sojasauce)
½ Teelöffel Basilikum
Öl zum Braten

Zubereitung

Den Grünkern mit Wasser, Meersalz und Lorbeerblättern aufkochen und bei schwacher Hitze bedeckt 40-45 Minuten garen. Den Seitan im Mixer mit einer halben Tasse Wasser pürieren. Den gegarten Grünkern in einer Schüssel mit dem Seitan, dem Weizenvollkornmehl, den Haferflocken, der zerdrückten Knoblauchzehe, dem Tamari und Basilikum vermengen. Die Masse etwas abkühlen lassen, dann mit leicht befeuchteten Händen kleine Bratlinge formen und diese mit Öl in der Pfanne von beiden Seiten braun braten.

Zubereitungszeit: 1 Stunde und 10 Minuten.

Hirse-Tofu-Bratlinge mit Linsenkeimen

Zutaten für 4 - 6 Personen

2 Tassen Hirse (300 g)
4 Tassen Wasser
1 Teelöffel Meersalz

2 Stangen Lauch
2 Eßlöffel Sonnenblumenöl
200 g Tofu
¼ Teelöffel geriebene Muskatnuß
1 Prise Anis
etwa 5 - 6 Eßlöffel Linsenkeime

Zubereitung

Die Hirse mit dem Wasser und Meersalz aufkochen und bei schwacher Hitze 20-25 Minuten bedeckt quellen lassen.
Den Lauch sehr klein schneiden, waschen und abtropfen lassen. In einem Topf das Öl erhitzen und den Lauch darin kurz andünsten. Bei mittlerer Hitze 2-3 Minuten bedeckt dünsten.
Die gegarte Hirse in eine Schüssel geben und etwas abkühlen lassen. Dann den Tofu mit der Hand darüber zerdrücken und mit der Hirse vermengen. Den Lauch und die Linsenkeime unter die Masse kneten und mit Muskatnuß, Anis und Meersalz abschmecken. Sollte die Masse zu fest sein, noch etwas Wasser oder Sojamilch zugeben.
Mit leicht befeuchteten Händen kleine Bratlinge formen und diese in Öl in der Pfanne von beiden Seiten braun braten.

Zubereitungszeit: 50-60 Minuten.

Gebackene Nudeln mit Porree und Zucchini

Zutaten für 4 - 6 Personen

500 g Vollkornnudeln
2 l Wasser
1 Teelöffel Meersalz

2 Stangen Porree
1 kleine Zucchini
2 Eßlöffel Olivenöl
250 g Seitan
225 g Tofu
2 Tassen Sojamilch
1 Eßlöffel Tahin (Sesammus)
1 Teelöffel Tamari (Sojasauce)
1 Teelöffel Meersalz
1-2 Knoblauchzehen
1 Bund frische Petersilie

Zubereitung

Die Vollkornnudeln in das kochende Salzwasser schütten und im offenen Topf 8-10 Minuten garen.
Den Porree kleinschneiden, gut abspülen und in Öl etwa 5 Minuten andünsten. Die kleingeschnittene Zucchini nur 1-2 Minuten mitdünsten.
Den Backofen auf 220°C vorheizen.
Den Tofu mit der Sojamilch, dem Tahin, Tamari, Meersalz, den zerdrückten Knoblauchzehen und der Petersilie im Mixer pürieren.

Den Seitan in kleine Stücke schneiden.
In einer großen Schüssel die vorher abgeseihten Nudeln mit dem Gemüse, Seitan und der Sauce vermengen.
Die Masse in eine gefettete Auflaufform füllen und im Ofen 20 Minuten bei 220°C backen.

Zubereitungszeit: 40-50 Minuten.

Dazu paßt ein pikanter Weißkohl-Salat mit Oliven (Seite 45).

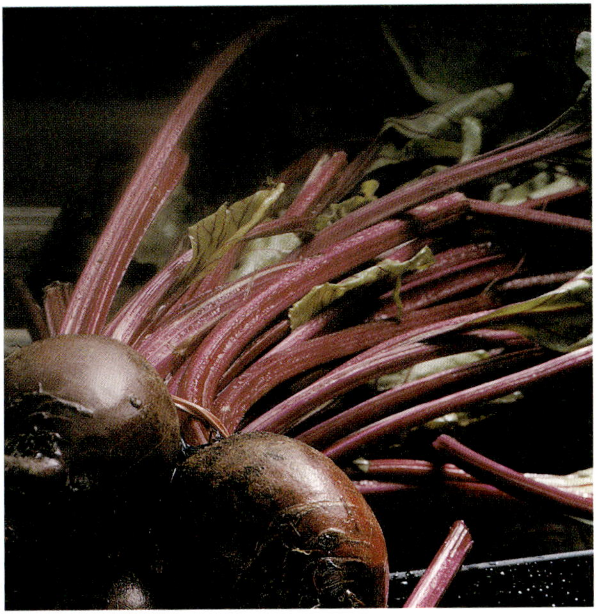

GEDÜNSTETE UND GEBACKENE GEMÜSEBEILAGEN

Gedünstete und gebackene Gemüsebeilagen

Die verschiedenen Gemüsearten lassen sich auf vielfältige Weise zubereiten. Im Gegensatz zur konventionellen Kochmethode wird in der Vollwertküche versucht, mit möglichst kurzen Garzeiten auszukommen. Eine kurze Garmethode ist das aus der klassischen chinesischen Küche stammende Sautieren, welches sich durch seine werterhaltende Eigenschaft für die Zubereitung »vollwertiger« Speisen hervorragend eignet. Beim Sautieren wird das Gemüse nicht zerkocht, sondern nur kurz in etwas Öl angebraten und nicht länger als 5-7 Minuten zugedeckt bei schwacher oder mittlerer Hitze gedünstet. Das auf diese Weise zubereitete Gemüse ist mehr oder weniger knackig weich. Die natürlichen Aromen sind nicht alle zerstört, sodaß eine gedünstete Möhre auch noch nach Möhre schmeckt.

Je kürzer also das Gemüse erhitzt wird, desto besser. Da jedoch jedes Erhitzen mit einem Vitalstoffverlust verbunden ist (das Eiweiß wird denaturiert, der Vitamingehalt reduziert und die Mineralsalze ausgelaugt), ist es in jedem Fall empfehlenswert, gedünstetes Gemüse nur als Beilage zu einer Hauptspeise zu servieren, der immer ein reichhaltiger Rohkost-Salat vorausgehen sollte.

Porree mit Weißkohl in Tofu-Sauce

Zutaten für 2 - 4 Personen

2 Stangen Porree
1 kleiner Weißkohl (etwa 500 g)
3 Eßlöffel Sonnenblumenöl
1 Teelöffel Meersalz
½ Tasse Wasser

für die Sauce:
225 g Tofu
1 Eßlöffel Tamari (Sojasauce)
1 Teelöffel Cumin (Kreuzkümmel)
Wasser

Zubereitung

Die schlechten Stellen von dem Porree entfernen. Dann den Porree kleinschneiden und in einem Durchschlag gut apspülen.
Den Weißkohl ebenfalls gut säubern und in dünne Streifen schneiden oder raspeln.
In einem Topf das Öl erhitzen und das Gemüse darin unter Rühren 2-3 Minuten dünsten. Meersalz dazugeben, mit Wasser ablöschen und bedeckt bei mittlerer Hitze weitere 5-7 Minuten dünsten. Das Gemüse sollte nicht zu weich sein, sondern noch »Biß« haben.
Das Gemüsewasser mit dem Tofu, Tamari und dem frisch zerstoßenen Cumin im Mixer pürieren, eventuell noch etwas Wasser hinzugeben. Die Sauce unter das Gemüse rühren und mit Gomasio oder gehackter Petersilie bestreut servieren.

Zubereitungszeit: 20-25 Minuten.

Rote Rüben in Cashewnuß-Sauce

Zutaten für 2 - 4 Personen

2 mittelgroße Rote Rüben
2 Eßlöffel Sonnenblumenöl
2 Eßlöffel Cashewnußmus
1 Eßlöffel Buchweizenmehl
½ Teelöffel Meersalz
frische Petersilie

Zubereitung

Die Roten Rüben waschen, bürsten und in dünne Streifen schneiden.
In einem Topf das Öl erhitzen und die Roten Rüben darin kurz andünsten. Meersalz dazugeben, mit einer ½ Tasse Wasser ablöschen und bei mittlerer Hitze 10-12 Minuten bedeckt dünsten.
Danach das Wasser in eine kleine Schale gießen und mit dem Cashewnußmus und Buchweizenmehl verrühren.
Die Sauce unter die Roten Rüben ziehen und nochmals kurz erhitzen.
Vor dem Servieren mit frischer gehackter Petersilie bestreuen.

Zubereitungszeit: 20-25 Minuten.

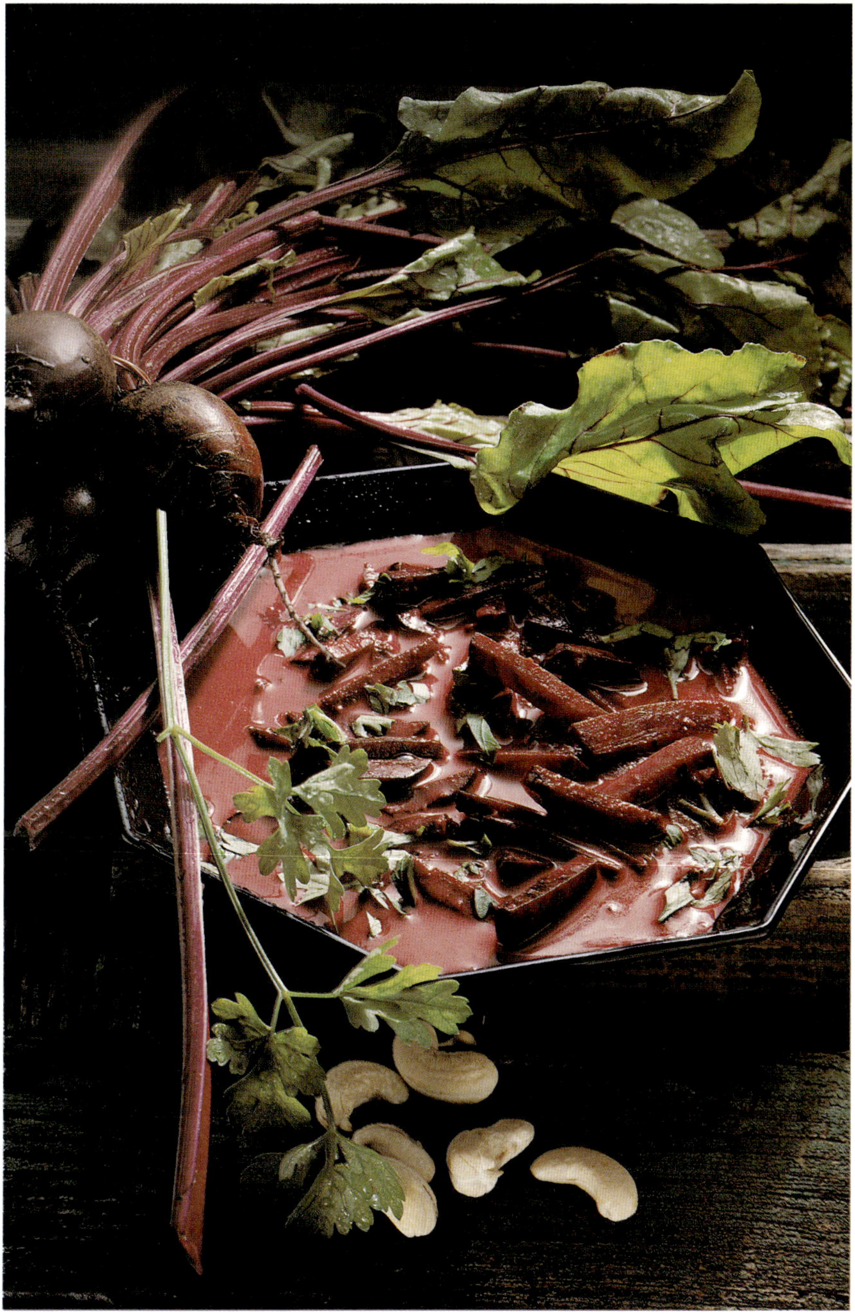

Linsen-Tofu-Bratlinge

Zutaten für 4 Personen
250 g Linsen
½ l Wasser
2 mittelgroße Möhren
1 Zwiebel
1 Eßlöffel Sonnenblumenöl
225 g Tofu
50 g Weizenvollkornmehl
1 Teelöffel Basilikum
1 Teelöffel Dill
1 Teelöffel Meersalz
Öl zum Braten

Zubereitung

Die Linsen mit etwa einem ½ l Wasser zum Kochen bringen. Dann die Linsen bedeckt bei mittlerer Hitze 20 Minuten kochen. Den Deckel abnehmen und die Linsen bei schwacher Hitze weitere 5-10 Minuten köcheln lassen. Die Linsen sollen gar sein, jedoch nicht zerfallen. Die Zwiebel kleinschneiden und in dem Öl in der Pfanne anbraten. Die Möhren waschen und fein raspeln. Dann den Tofu über den Linsen mit der Hand zerdrücken, die Möhren, Zwiebel, das Mehl und die Gewürze hinzugeben und alles gut miteinander vermengen. Sollte die Masse zu weich sein, noch etwas Mehl unterkneten. Mit den Händen etwa 12 gleich große Bratlinge formen und diese in einer Pfanne mit Öl bei mittlerer Hitze von beiden Seiten schön braun braten.

Zubereitungszeit: 40-50 Minuten.

Sellerie mit Estragon in Ausbackteig

Zutaten für 2 - 4 Personen

150 g Weizenvollkornmehl
100 g Buchweizenmehl
etwa 300 ccm Wasser
1 Teelöffel Meersalz
4-5 Stengel frischen Estragon oder
1 Teelöffel getrockneten Estragon
1 Tasse Weizenvollkornmehl
1 mittelgroße Sellerieknolle
Sonnenblumenöl zum Ausbacken

Zubereitung

Das möglichst frisch gemahlene Weizenvollkorn- und Buchweizenmehl mit dem Wasser und Meersalz zu einem zähflüssigen Teig rühren.
Die Estragonstengel sehr fein hacken und unter den Teig ziehen.
Den Teig 10-15 Minuten ruhen lassen.
Den Sellerie waschen, gut abbürsten und in etwa ½ cm dünne Scheiben schneiden.
Eine schwere Pfanne etwa 1 cm mit Öl füllen und erhitzen.
Die Selleriescheiben nacheinander in eine Schale mit Wasser tauchen, in Mehl wälzen und in den nochmals durchgerührten Teig tauchen.
In der Pfanne von beiden Seiten braun braten und zum Abtropfen auf Pergamentpapier legen.
In der vorgeheizten Backröhre bis zum Servieren warmhalten.

Zubereitungszeit: 30 Minuten.

Fenchel-Gemüse mit Kürbiskernen

Zutaten für 2 Personen

2 mittelgroße Fenchelknollen
2 Eßlöffel Sonnenblumenöl
3 Eßlöffel Kürbiskerne

für die Sauce:
1 Eßlöffel Sonnenblumenöl
2 Eßlöffel Maismehl
1 Tasse Wasser
½ Teelöffel Kräutermeersalz
¼ Teelöffel Basilikum

Zubereitung

Die Fenchelknollen säubern, waschen und kleinschneiden.
In einem Topf 2 Eßlöffel Öl erhitzen und den Fenchel darin andünsten. Salzen, mit ½ Tasse Wasser ablöschen und bei mittlerer Hitze bedeckt 10-15 Minuten garen.
In einer Pfanne die Kürbiskerne trocken anrösten.
Das Maismehl in einem anderen kleineren Topf in Öl bräunen, mit einer Tassc Wasser ablöschen, mit den Gewürzen vermischen und nochmals kurz aufwallen lassen.
Die Sauce unter den Fenchel ziehen und die Kürbiskerne darübergeben und leicht unter das Gemüse heben.

Zubereitungszeit: 20 Minuten.

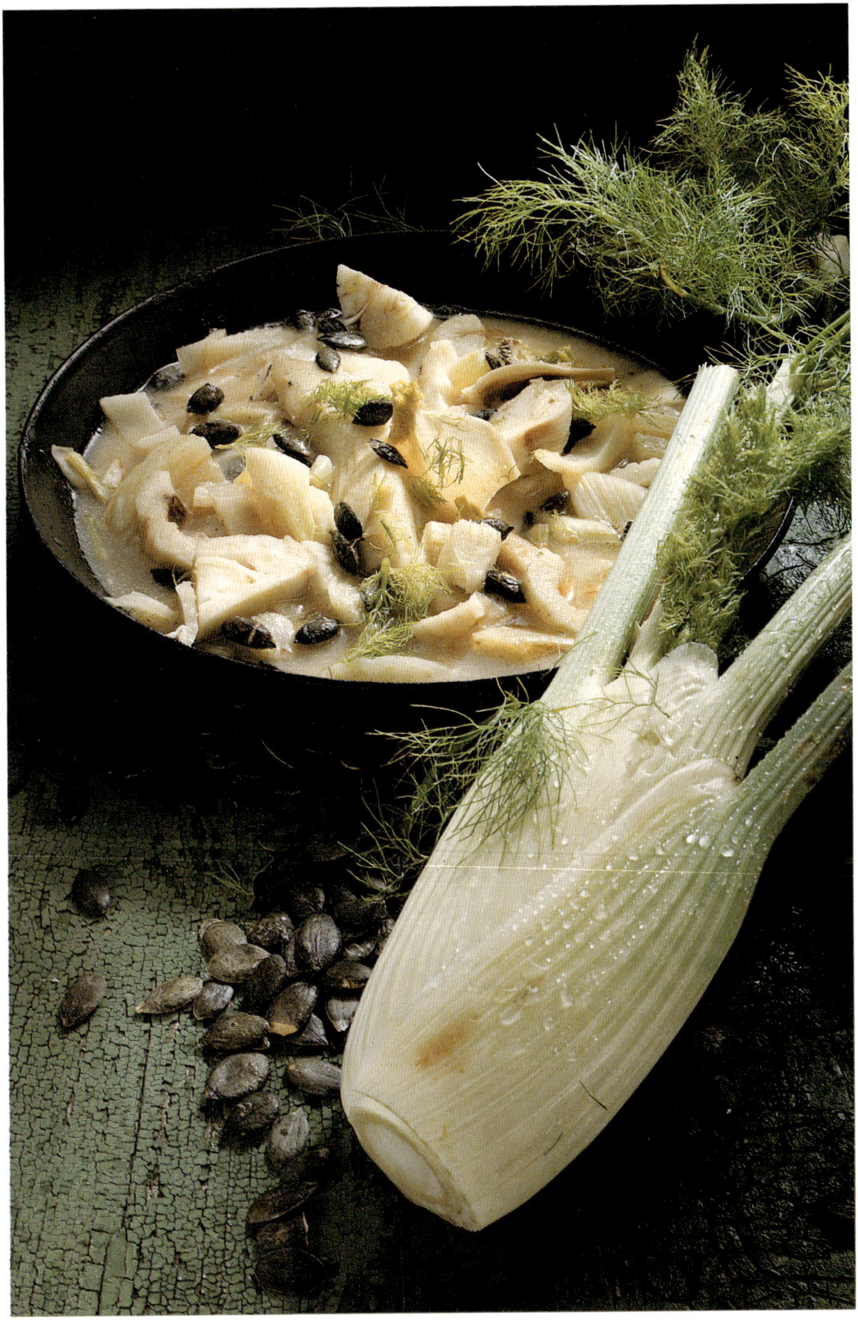

Bohnengemüse mit Sonnenblumenkernen

Zutaten für 2 - 4 Personen

500 g grüne Bohnen
2 Eßlöffel Sonnenblumenöl
½ Teelöffel Meersalz
1 Tasse Wasser

für die Sauce:
3 Eßlöffel Sojamilch
3 Eßlöffel Weizenvollkornmehl
¼ Teelöffel Muskat
1 - 2 Eßlöffel Sonnenblumenkerne

Zubereitung

Die Bohnen waschen, Spitzen und Stielansätze entfernen. Die Bohnen kleinschneiden oder -brechen und in Öl unter Rühren andünsten. Salzen, mit Wasser ablöschen und bedeckt bei mittlerer Hitze etwa 20 Minuten garen.
Die Sonnenblumenkerne in einer Pfanne (ohne Öl) anrösten und beiseite stellen.
Aus der Sojamilch und dem Weizenvollkornmehl eine Sauce rühren. Das Bohnenwasser und die geriebene Muskatnuß unter die Sauce mischen und diese anschließend unter die Bohnen ziehen.
Die gerösteten Sonnenblumenkerne daruntermengen oder zum Garnieren darüberstreuen.

Zubereitungszeit: 35-40 Minuten.

Zwiebeln in Teig

Zutaten für 4 - 6 Personen

250 g Weizenvollkornmehl
300 ccm Sojamilch oder Wasser
1 Teelöffel Meersalz
1 Teelöffel Tamari (Sojasauce)
1 Teelöffel Basilikum
1 Teelöffel Oregano
3-4 Zwiebeln
Sonnenblumenöl zum Ausbacken

Zubereitung

Das möglichst frisch gemahlene Weizenvollkornmehl mit der Sojamilch oder dem Wasser, dem Meersalz, Tamari, Basilikum und Oregano zu einem zähflüssigen Teig rühren. Den Teig 10-15 Minuten ruhen lassen.
In der Zwischenzeit die Zwiebeln schälen und grob zerkleinern.
Eine Friteuse oder einen schweren Topf etwa 5 cm mit Öl füllen und erhitzen. Sobald das Öl heiß ist, auf mittlere Hitze zurückschalten. Das Öl darf auf keinen Fall qualmen! Die Zwiebeln unter den Teig rühren und diesen eßlöffelweise in dem Öl ausbacken.
Die gebackenen Teigstücke zum Abtropfen in ein Sieb geben oder auf Pergamentpapier legen.
Bis zum Servieren in der vorgeheizten Backröhre warmhalten.

Zubereitungszeit: 25-30 Minuten.

Zwiebeln in Teig eignen sich zu jeder Hauptspeise, die nicht in Öl zubereitet wird, sowie zu Rohkost-Salaten.

Rosenkohl mit Salbei

Zutaten für 2 - 4 Personen

500 g Rosenkohl
2 Eßlöffel Sonnenblumenöl
½ Teelöffel Meersalz
¼ Tasse Wasser
4-5 frische Salbeiblätter
1 Prise geriebene Muskatnuß

Zubereitung

*Den Rosenkohl waschen und die schlechten Blätter entfernen.
In einem Topf das Öl erhitzen und den Rosenkohl darin 2-3 Minuten unter Rühren andünsten. Dann das Meersalz hinzugeben und mit dem Wasser ablöschen. Bedeckt bei mittlerer Hitze 10-15 Minuten garen.
Die sehr fein gehackten Salbeiblätter und die geriebene Muskatnuß einige Minuten vorher dazugeben.
Mit einigen ganzen Salbeiblättern und Gomasio servieren.*

Zubereitungszeit: 25-30 Minuten.

Rosenkohl mit Salbei schmeckt hervorragend zu allen Getreide-Grundgerichten.

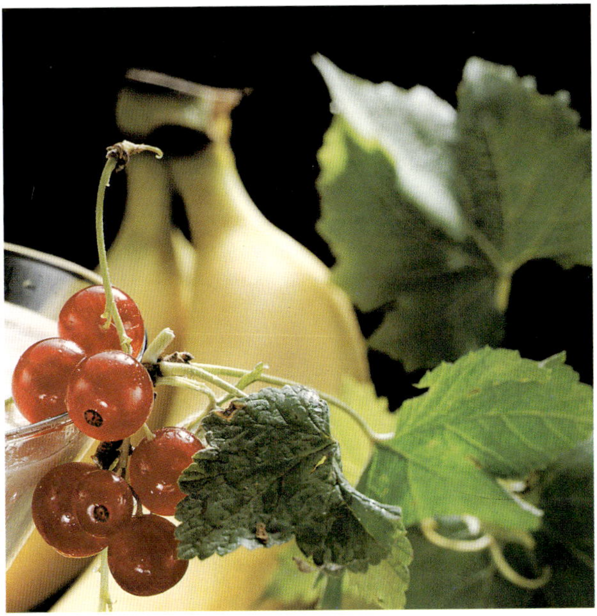

DESSERTS, EINMAL ANDERS

Desserts, einmal anders

Auch ohne Milch, Quark und Eier lassen sich leckere Desserts bereiten. Die folgenden Rezepte sind nur eine kleine Auswahl, die Sie auf den Geschmack bringen möchten.
Die Zubereitungsmöglichkeiten mit frischen Früchten, Trockenobst, frisch geschrotetem Getreide, Tofu, Sojamilch und Honig sind nahezu unbegrenzt. Dadurch können Sie Ihrer Einfallsgabe freien Lauf lassen und selbst, ganz nach Ihrem individuellen Geschmack, neue Rezepte kreieren oder die hier vorgestellten nach Belieben abändern.
Cremes lassen sich zum Beispiel sehr leicht mit Tofu oder Sojamilch und Trockenfrüchten zubereiten, indem die Zutaten einfach im Mixer püriert werden. Das ist zwar nicht gerade die schonendste Art der Zubereitung, doch diese Speisen schmecken auch Kindern, die sonst ganz etwas anderes gewöhnt sind.
Bei dem Pfannkuchen-Rezept ist es empfehlenswert, es nicht allzuoft zuzubereiten, da das dazu benötigte Öl erhitzt werden muß und es somit wertlos wird. Dasselbe gilt natürlich auch für alle anderen »Pfannengerichte«.
Damit Sie zum Getreidekaffee oder Früchtetee auch etwas gesundes Süßes genießen können, finden Sie zum Abschluß noch ein Rezept für einen Apfel-Dattel-Kuchen, der schnell zubereitet ist und auch ohne Sahne sehr gut schmeckt.

Buchweizen-Dinkel-Pfannkuchen

Zutaten für 4 Personen

250 g Buchweizen, frisch gemahlen
100 g Dinkel, frisch gemahlen
½ l Sojamilch
1 Teelöffel Meersalz
1 Eßlöffel Mandelmus
Öl zum Ausbacken

Zubereitung

Den frisch gemahlenen Buchweizen und Dinkel mit der Sojamilch, dem Meersalz und Mandelmus zu einem zähflüssigen Teig rühren. Der Teig sollte vom Löffel »fließen«.
In einer Pfanne das Öl erhitzen und darin jeweils 2-3 Pfannkuchen von beiden Seiten ausbacken.
Dieses Rezept eignet sich hervorragend für eigene Ideen. So können – ganz nach Geschmack – die verschiedensten Zutaten hinzugegeben werden. Zum Beispiel: in Scheiben geschnittene Äpfel, Birnen oder Bananen, Kokosraspeln oder gemahlener Leinsamen, Sonnenblumen- oder Kürbiskerne, zerkleinerte Trokkenfrüchte und verschiedene Gewürze wie Zimt, Ingwer oder Vanille.
Bei Zugabe von Honig diesen immer nach dem Backen dazugeben, damit er nicht wärmegeschädigt wird!

Zubereitungszeit: 20-25 Minuten.

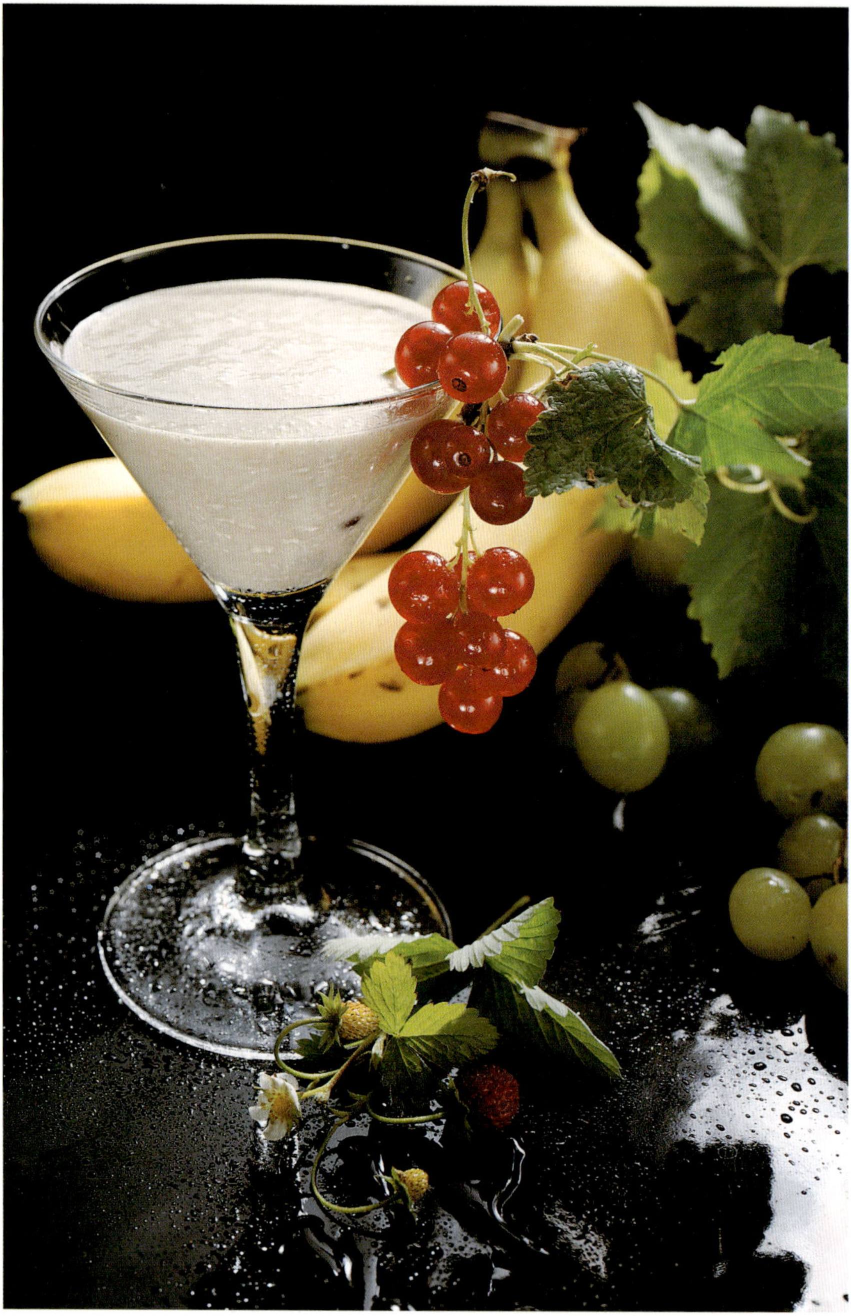

Tofu-Shake

Zutaten für 4 Personen

200 g Tofu
3 Tassen Wasser
1 Eßlöffel Mandelmus
3 Bananen
2 Eßlöffel Birnendicksaft
2 Eßlöffel Rosinen
¼ Teelöffel Zimt
1 Prise Meersalz

Zubereitung

Den Tofu mit dem Tofuwasser in einen Mixer geben. Wasser und die übrigen Zutaten hinzufügen und alles miteinander verquirlen. In Gläser füllen und nach Belieben mit einer Zitronen- oder Apfelsinenscheibe garnieren.

Zubereitungszeit: 5 Minuten.

Gersten-Creme mit Birnen

Zutaten für 2 Personen

3 Eßlöffel Gerste
4 Eßlöffel Wasser
2 Eßlöffel Sojamilch
1 Eßlöffel Cashewnußmus
1-2 Eßlöffel Honig
1 Eßlöffel Kokosraspeln
¼ Teelöffel Zimt
2 Birnen

Zubereitung

Die Gerste möglichst frisch mittelfein schroten und in dem Wasser über Nacht, mindestens jedoch vier Stunden quellen lassen, da sie sonst zu grießig schmeckt.
Dann die Sojamilch, das Cashewnußmus, den Honig, Zimt und die Kokosraspeln darunterrühren. Die Creme in Portionsschälchen füllen.
Die Birnen waschen, kleinschneiden und über die Creme verteilen.
Nach Belieben noch mit Kokosraspeln bestreuen.

Zubereitungszeit: 10 Minuten.

Süßer Mais mit Früchten

Zutaten für 4 Personen

250 g Maisgrieß (Polenta)
1 l Sojamilch
3 Eßlöffel Honig
1 Eßlöffel Mandelmus
2 Eßlöffel Rosinen
½ Teelöffel Zimt
1 Prise Meersalz
1 Banane
1 Kiwi

Zubereitung

Die Sojamilch in einem Topf aufkochen, von der Kochstelle nehmen und den Maisgrieß mit einem Quirl unterziehen.
Nochmals kurz aufwallen lassen und zum Abkühlen beiseite stellen.
Die Banane zerdrücken und die Kiwi kleinschneiden.
Dann den Honig, das Mandelmus, den Zimt, die Rosinen und das Meersalz hinzugeben und gut durchrühren.
Die Masse in Portionsschälchen füllen und mit Kiwischeiben garnieren.

Zubereitungszeit: 25 Minuten.

Apfel-Dattel-Kuchen

Zutaten für 4 - 6 Personen

Teig:
250 g Weizenvollkornmehl
75 ccm Sonnenblumenöl
40-50 ccm Wasser
2 Eßlöffel Honig
1 Prise Meersalz

1 kg Äpfel
500 g getrocknete Datteln
2 Tassen Wasser
125 g Tofu
200 g Mandeln
2 Eßlöffel Kokosraspeln
½ Teelöffel Zimt

Zubereitung

Das möglichst frisch gemahlene Weizenvollkornmehl in einer Schüssel mit dem Öl, Wasser, Honig und Meersalz zu einem glatten Teig kneten. Den Teig 20-30 Minuten kalt stellen.
Die Datteln mit dem Wasser aufkochen und bei abgeschalteter Hitze 8-10 Minuten bedeckt quellen lassen.
Die Äpfel entkernen und kleinschneiden.
Den Backofen auf 220°C vorheizen.
Den Teig in eine vorher gefettete 28er Springform oder flache Keramik-Auflaufform drücken und einen etwa 3 cm hohen Rand stehen lassen. Den Teig im Backofen 10 Minuten vorbacken.

Die Datteln im Mixer mit dem Tofu pürieren und die Masse in einer Schüssel mit den Äpfeln, Kokosraspeln und dem Zimt vermengen. Die Mandeln fein hacken und die Hälfte davon unter die Äpfel rühren.
Die Apfel-Dattel-Masse gleichmäßig auf dem Tortenboden verteilen und mit den restlichen Mandeln bestreuen.
Im vorgeheizten Backofen bei 220°C 30-35 Minuten backen.

Zubereitungszeit: 45 Minuten (ohne Backzeit).

Tofu-Frucht-Creme

Zutaten für 2 - 4 Personen

4 getrocknete Feigen
4 getrocknete Datteln
4 getrocknete Aprikosen
1 Eßlöffel Rosinen
1 Eßlöffel Mandelmus
etwa 1½ Tassen Wasser
100 g Tofu
¼ Teelöffel Zimt

Zubereitung

Die Trockenfrüchte in einem Topf knapp mit Wasser bedecken und kurz aufkochen. Auf der ausgeschalteten Kochstelle noch etwa 5 Minuten quellen lassen. Dann die Trockenfrüchte mit den übrigen Zutaten im Mixer pürieren und in Portionsschälchen füllen. Nach Belieben mit Kokosraspeln oder gehackten Mandeln garnieren.

Zubereitungszeit: 15 Minuten.

Kleine Warenkunde

Adzuki-Bohnen

sind die rotbräunlichen Früchte der Adzuki-Pflanze. Sie enthält viel Eiweiß, Vitamine und Mineralstoffe.

Ahornsirup

ist ein in den USA und Kanada aus Zuckerahornbäumen gewonnenes Süßungsmittel. Der gelbbraune Sirup mit karamelartigem Geschmack wird allerdings beim Eindampfungsprozeß erhitzt, wodurch der größte Teil der Vitamine zerstört wird. Dieses Manko sowie der relativ hohe Preis sollten zu einer äußerst sparsamen Verwendung von Ahornsirup motivieren.

Alfalfa-Sprossen,

auch Luzernensprossen genannt, haben einen kresseähnlichen Geschmack. Sie sind reich an Vitamin C, haben viele Spurenelemente und einen hohen Mineralstoff- und Eiweißgehalt.

Bananen

sind als Südfrucht zu dem wichtigsten Importobst geworden. Bananen enthalten viel Kalium, Zucker und Stärke und sind reich an Vitamin B_1, B_2 und B_6.
Die mehrfache chemische Behandlung ist ein Grund, den Verzehr von Bananen so gering wie möglich zu halten.

Butter

ist ein natürliches Fett mit niedrigem Eiweißgehalt (etwa 0,5%). Bei Neurodermitis ist sie frühestens nach Abklingen der sichtbaren Symptome eingeschränkt empfehlenswert. In den Rezepten dieses Buches ist keine Butter enthalten.

Cashewnüsse

enthalten viele wertvolle Inhaltsstoffe wie essentielle Aminosäuren, die Vitamine B_1, B_2 und E sowie Eiweiß und Fett. Cashewnüsse gibt es auch in Form von Mus, welches sich hervorragend für Dressings, Cremes und Müslis eignet.

Couscous

ist grob vermahlener Hartweizengrieß, der in Nordafrika zu den Hauptnahrungsmitteln zählt.

Dinkel

ist eine alte Kulturform des Weizens. Durch höheren Klebereiweißgehalt ist Dinkel ideal zum Backen.

Gomasio,

oder Sesamsalz ist ein durch die Makrobiotik eingeführtes Gewürz aus geröstetem Sesam und Meersalz im Verhältnis 7:1. Gomasio kann leicht selbst zubereitet und das Mischungsverhältnis auch beliebig verändert werden. Das nußartig schmeckende Gewürz enthält dieselben wertvollen Vitalstoffe wie die Sesamsamen (neben Fett- und Mineralstoffen ein hoher Eiweißanteil).

Grünkern

ist unreif geernteter und gedarrter Dinkel, der früher mehr oder weniger zufällig entdeckt wurde, als nämlich die Bauern ihren durch Regenfälle durchweichten Dinkel frühzeitig ernten mußten und diesen in der Not über dem Holzfeuer darrten. Sein pikanter Geschmack hat ihn zum Getreide für Einsteiger werden lassen.

Hirse

aus Asien stammende Getreideart mit hohem ernährungsphysiologischem Wert. Hirse enthält – neben Hafer – mehr Vitamine, Mineralien und Fett als die anderen Getreidesorten (siehe auch Tabelle Seite 94/95). Besonders die in ihr enthaltene Kieselsäure ist besonders gut für Haut, Haare und Knochen.

Ingwer

ist eine aus Südostasien stammende knollige Wurzel mit scharfem Geschmack. Ingwer ist frisch oder als Pulver erhältlich und eignet sich als Gewürz für Gebäck, Süßspeisen und Reisgerichte. Leicht angeröstete Ingwerwurzel, als Tee aufgebrüht und heiß getrunken, wirkt oft Wunder bei Erkältungen und Halsschmerzen.

Meersalz

enthält – im Gegensatz zu Speisesalz – neben Natriumchlorid zahlreiche Mineralstoffe und Spurenelemente. Die so ausgewogene Mineralmischung ist in derselben Zusammensetzung im menschlichen Blut wiederentdeckt worden.

Miso siehe Sojaprodukte.

Seitan

ist ein Weizeneiweißkonzentrat, das durch Auswaschen der Stärke aus Weizen gewonnen wird. Da das Eiweiß jedoch erhitzt wurde, ist Seitan – im Vergleich zu Rohkost – nur eingeschränkt empfehlenswert.

Keime & Sprossen

Bereits in alten Kulturen waren Getreidekeimlinge ein wichtiges Lebensmittel. Die lange Zeit in Vergessenheit geratenen Keime und Sprossen scheinen jedoch jetzt durch die Vollwertbewegung eine Art Renaissance zu erfahren. Die kleinen Wunderkörner, die bereits von unseren Vorfahren geschätzt wurden, haben eine hohe Enzymkonzentration, die unsere Gesundheit erhält, den Stoffwechsel anregt und die natürliche Darmflora fördert.
Keime lassen sich leicht zuhause züchten: entweder in einem speziell dafür geschaffenen Keimgerät oder einfach in einem Einweckglas. Am geeignetsten ist Sprießkorn, welches sich durch besonders hohe Keimfähigkeit auszeichnet. Es ist in Naturkostläden oder Reformhäusern als Sprießkornweizen, -gerste, -hafer erhältlich.

Zubereitung

Die gewünschten Körner geben Sie in ein Einweckglas, bedecken sie mit Wasser und lassen sie etwa 12 Stunden quellen. Danach wird mit einem Gummiring eine Gaze über dem Glas befestigt und das Wasser abgegossen. Das »Keimwasser« eignet sich übrigens hervorragend zum Gießen von Zimmerpflanzen. Das Glas bleibt dann in dieser Schräglage, damit auch das restliche Wasser abtropfen kann. Alle 12 Stunden werden die Körner einmal gut durchgespült. Nach 1½ Tagen werden die ersten Keime als kleine weiße Punkte sichtbar. Nach weiteren 1½ Tagen sollten sie gegessen werden, da sie dann am besten schmecken und ihr Vitalstoffgehalt am höchsten ist.

Die Sojabohne

Seit mehr als zwei Jahrtausenden ist die Sojabohne das Hauptnahrungsmittel Asiens.
Über Amerika ist sie nun auch bei uns angelangt, und aufgrund zunehmender Beliebtheit, in Naturkostläden und Reformhäusern fast flächendeckend erhältlich. Die steigende Nachfrage von Sojaprodukten ist wohl primär im Zusammenhang mit einem sich verändernden Ernährungsbewußtsein zu sehen. Für zunehmend mehr Menschen wird – besonders nach den fast schon periodisch auftretenden Fleischskandalen – eine vegetarische Kost immer aktueller und sinnvoller. Ob aus Boykott an der unwürdigen Massentierhaltung, einer erhöhten globalen Aufmerksamkeit (denn ohne das Abholzen der Urwälder für den Tierfutteranbau, gäbe es weder gemästete Schweine noch Rinder) oder aus ethisch religiösen Gründen, immer mehr Zeitgenossen scheint der Appetit auf ein »schönes Stück Fleisch« zu vergehen.
Die Tatsache, daß der enorm gestiegene Fleischkonsum weder für unseren Körper noch für das globale Gleichgewicht »gesund« ist, scheint mit verstärkter Verbreitung durch die Massenmedien einen Prozeß der Neuorientierung in Gang zu setzen. In dieser Ablösungsphase von einer längst reformbedürftigen, dekadenten Ernährungsweise hin zu einer natürlichen Vollwertkost bietet sich die vitalstoffreiche Sojabohne mit ihrem hohen Proteingehalt als »Ersatzstoff« für tierisches Eiweiß hervorragend an.
Das Eiweiß der Sojabohne ist besonders wertvoll durch den hohen Gehalt an essentiellen Aminosäuren. Das sind Substanzen, die der Organismus nicht selbst aufbauen kann, aber benötigt, um körpereigenes Eiweiß bilden zu können.

Beim Kauf von Sojabohnen oder -produkten sollten Sie jedoch darauf achten, daß diese aus einem kontrolliert biologischen Anbau stammen, da konventionell angebaute mit einem enormen Einsatz chemischer Dünge- und Spritzmittel kultiviert werden.
Das sogenannte »Sojafleisch« (TVP = Textured Vegetabe Protein), das nur aus konventionell angebauten Bohnen angeboten wird, ist aufgrund seiner hochkomplizierten industriellen Herstellung kaum noch als Nahrungsmittel zu bezeichnen und sollte deshalb in jedem Fall gemieden werden.
Die wertvollen, gesunden Sojaprodukte wie Tofu, Miso, Tamari und Sojamilch, die Sie im folgenden näher erklärt finden, sind besonders bei einer vegetarischen Kost als Eiweißträger sehr empfehlenswert.

Sojamilch

Die durch Pürieren der vorher eingeweichten Bohnen gewonnene Sojamilch ist ein wohlschmeckendes Getränk, das leicht selbst herzustellen ist. Eine Tasse Sojamilch enthält mit etwa 5 g Eiweiß etwas mehr als die gleiche Menge Kuhmilch. Sie ist cholesterinfrei, kalorienarm und eignet sich hervorragend für die verschiedensten Cremes und Desserts, Saucen und Dressings. Sojamilch gibt es fast in allen Naturkostläden und Reformhäusern fertig zu kaufen.

Tofu

In Asien zählt Tofu bereits seit über zwei Jahrtausenden zu den Grundnahrungsmitteln. Diese fast schon legendäre Vergangenheit sowie die schnelle Verbreitung in Amerika und Europa ist wohl in erster Linie auf seinen hohen Eiweißgehalt und seine vielfältigen Zubereitungsmöglichkeiten zu-

rückzuführen. Der ebenfalls aus Sojabohnen hergestellte Tofu erinnert in seiner Konsistenz an Schafskäse, sein Geschmack ist eher mild, fast neutral, wodurch er sich ganz individuell würzen läßt. Nach Belieben kann er gebraten, gegrillt, paniert oder fritiert werden. Er eignet sich ebenso für pikante Pasten wie für süße Desserts.
Im Naturkostladen werden drei Sorten Tofu angeboten: Tofu natur, mit Kräutern und geräuchert.

Miso

Miso ist ein eiweißreiches, fermentiertes Sojabohnenkonzentrat von cremiger bis fester Konsistenz. Bei der Herstellung werden die gekochten Sojabohnen noch mit Reis oder Gerste sowie Meersalz vermischt und, mit Pilzkulturen angesetzt, einem bis zu drei Jahren währenden Fermentationsprozeß unterzogen.
Miso kommt neben einem beträchtlichen Eiweißanteil von 12-20% (je nach Sorte) noch eine besondere Bedeutung durch seinen Gehalt an Vitamin B_{12} zu, da dieses so wichtige Vitamin in Pflanzen kaum enthalten ist. In Japan, wo Miso – ähnlich wie Tofu – ein traditionelles alltägliches Würzmittel ist, gibt es über 50 verschiedene Sorten. Die in unseren heimischen Naturkostläden angebotenen drei bekanntesten und gängigsten Misosorten sind: Gersten- (mugi miso), Reis- (hatcho miso) und reines Sojabohnen-Miso (mamé miso).
Da das importierte Miso in Japan mittlerweile auch industriell hergestellt wird, sind bereits einige Sorten mit Zusätzen entdeckt worden. Achten Sie beim Kauf deshalb darauf, daß das Miso nur die oben genannten Zutaten enthält.

Tamari

Tamari ist ebenfalls ein fermentiertes Sojabohnenkonzentrat. Es hat im Wesentlichen die Eigenschaften von Miso, ist jedoch flüssig und eignet sich somit hervorragend für die unterschiedlichsten Speisen. Während die konventionelle Sojasauce durch Hydrolyse von Salzsäure und Färbung mit Zukkercouleur hergestellt wird, benötigt die echte Sojasauce »Tamari« einen ein- bis zweijährigen Fermentationsprozeß. Während »Tamari« aus Sojabohnen und Meersalz besteht, wird bei der Herstellung von »Shoju« noch Weizen verwendet. »Shoju« ist deshalb etwas milder.

Fazit Sojaprodukte

Die hier aufgeführten Sojaprodukte sind – besonders bei der tierisch eiweißfreien, reizstoffarmen Diät – als ergänzende, schmackhafte Beilage oder Zutat durchaus empfehlenswert. Vollständigerweise muß allerdings hinzugefügt werden, daß sie bei einer ausgewogenen – auch tierisch eiweißfreien – Vollwertkost aus ernährungsphysiologischer Sicht nicht erforderlich sind. Im direkten Vergleich zu Rohkost, die alle Vitalstoffe in natürlichem, unverändertem Zustand enthält, sind Sojaprodukte als erhitzte Extrakte sogar minderwertig. Ihre besondere Bedeutung bekommen sie erst durch den mit ihrem Verzehr häufig bewirkten Fleischverzicht.

Die Getreidesorten

Getreide	Getreidemenge in g pro Person	Wasser-verhältnis	Gewürzvorschlag
Weizen	40-45	1:2,5	Basilikum, Kräuter der Provence oder Majoran, Liebstöckel
Roggen	30-40	1:3	Kräuter der Provence oder Kümmel, Wacholder, Lorbeer
Reis	50-60	1:2	Tamari, Gomasio, Cumin, Curcuma, Ingwer, Kardamom
Hafer	40-50	1:2	Thymian, Kümmel oder Koriander, Fenchel
Gerste	35-40	1:3	Basilikum oder Salbei, Tymian, Estragon oder Koriander
Hirse	30-40	1:2	Koriander, Fenchel, Muskat
Grünkern	40-50	1:2,5	Estragon, Basilikum, Bohnenkraut
Mais (frisch geschrotet)	50-60	1:3	Muskat
Buch-weizen*	40-60	1:2	Majoran oder Salbei, Petersilie

* Knöterichgewächs mit getreideähnlicher Verwendung

auf einen Blick

Inhaltsstoffe	Gesundheitliche Wirkung
12% Eiweiß, Vitamine B_1, B_2, B_6, Karotin, Kalium, Phosphor, Magnesium, Kieselsäure	Leicht verdaulich, gut für geistig Arbeitende und Kranke; stärkt Nerven und Muskelgewebe, Haut und Knochen
11% Eiweiß, Vitamine der B-Gruppe, Vitamin E, Kalium, Phosphor, Fluor, Kieselsäure	Kräftigung des Bewegungsapparates und des Bindegewebes; Anregung der Verdauungstätigkeit, organkräftigend; hoher Kalium-Gehalt ist gut für die Leber
7% Eiweiß, Vitamine der B-Gruppe, Vitamin E, Kalium, Phosphor, Kupfer, Mangan, Fluor, Eisen, Zink, Magnesium	Anregung der Wasserausscheidung, entschlackend; blutdrucksenkend, gut bei Rheuma, Herz- und Gefäßerkrankungen; Nierenerkrankungen
13% Eiweiß, unges. Fettsäuren, Vitamine der B-Gruppe, Vitamin E und H, Calcium, Phosphor, Mangan, Zink, Eisen, Magnesium	Gleicht Mineralstoffmangel und Untergewicht aus; belebend, Stärkung der körperlich und geistigen Leistungsfähigkeit; Linderung bei Diabetes
11% Eiweiß, Vitamine der B-Gruppe, Kalium, Calcium, Phosphor, Kieselsäure, Fluor	Dank Schleimbildung zur Krankenkost geeignet; Stärkung der Lungen. Gut bei Bindegewebsschwäche, Gelenkerkrankungen, Krampfadern
10% Eiweiß, Vitamine der B-Gruppe, Phosphor, Magnesium, Eisen, Fluor, Kieselsäure	Gut für Haut, Haare, Knochen, Zähne und Fingernägel; Steigerung der Sehfähigkeit
11% Eiweiß (denaturiert), Kalium, Phosphor, Magnesium, Eisen	Anregung der Verdauungsdrüsen, leichte Bekömmlichkeit. Wegen des Darrens nicht geeignet für Frischkorn und Keime
9% Eiweiß, Vitamine der B-Gruppe, Kalium, Calcium, Phosphor, Magnesium, Eisen	Wegen des geringen Eiweißgehalts bei chronischen Nierenerkrankungen empfohlen. Bei Eiweiß-Kleber-Allergie geeignet
12% Eiweiß, u. a. Lysin, Vitamine der B-Gruppe, Kalium, Calcium, Phosphor, Eisen, Fluor	Für kalte Tage; leicht verdaulich und bekömmlich; gegen Nerven- und Wachstumsstörungen. Gut für Leber, Galle, Bauchspeicheldrüse